Katerina Mallwitz

Die Rolle der Tachykininrezeptoren bei der COPD

Katerina Mallwitz

Die Rolle der Tachykininrezeptoren bei der COPD

Die Expression und Regulation von
Tachykininrezeptoren bei Patienten mit chronisch
obstruktiver Lungenerkrankung

Südwestdeutscher Verlag für Hochschulschriften

Impressum / Imprint
Bibliografische Information der Deutschen Nationalbibliothek: Die Deutsche Nationalbibliothek verzeichnet diese Publikation in der Deutschen Nationalbibliografie; detaillierte bibliografische Daten sind im Internet über http://dnb.d-nb.de abrufbar.
Alle in diesem Buch genannten Marken und Produktnamen unterliegen warenzeichen-, marken- oder patentrechtlichem Schutz bzw. sind Warenzeichen oder eingetragene Warenzeichen der jeweiligen Inhaber. Die Wiedergabe von Marken, Produktnamen, Gebrauchsnamen, Handelsnamen, Warenbezeichnungen u.s.w. in diesem Werk berechtigt auch ohne besondere Kennzeichnung nicht zu der Annahme, dass solche Namen im Sinne der Warenzeichen- und Markenschutzgesetzgebung als frei zu betrachten wären und daher von jedermann benutzt werden dürften.

Bibliographic information published by the Deutsche Nationalbibliothek: The Deutsche Nationalbibliothek lists this publication in the Deutsche Nationalbibliografie; detailed bibliographic data are available in the Internet at http://dnb.d-nb.de.
Any brand names and product names mentioned in this book are subject to trademark, brand or patent protection and are trademarks or registered trademarks of their respective holders. The use of brand names, product names, common names, trade names, product descriptions etc. even without a particular marking in this works is in no way to be construed to mean that such names may be regarded as unrestricted in respect of trademark and brand protection legislation and could thus be used by anyone.

Coverbild / Cover image: www.ingimage.com

Verlag / Publisher:
Südwestdeutscher Verlag für Hochschulschriften
ist ein Imprint der / is a trademark of
AV Akademikerverlag GmbH & Co. KG
Heinrich-Böcking-Str. 6-8, 66121 Saarbrücken, Deutschland / Germany
Email: info@svh-verlag.de

Herstellung: siehe letzte Seite /
Printed at: see last page
ISBN: 978-3-8381-3603-5

Zugl. / Approved by: Berlin, Charité, Diss., 2009

Copyright © 2013 AV Akademikerverlag GmbH & Co. KG
Alle Rechte vorbehalten. / All rights reserved. Saarbrücken 2013

Inhaltsverzeichnis

1 Einleitung ... 1

1.1. Die chronisch obstruktive Lungenerkrankung (COPD) ... 2
1.1.1. Klinik und Einteilung ... 2
1.1.2. Therapie der COPD ... 4

1.2. Entzündliche Erkrankungen der Atemwege und Neuropeptide ... 6
1.2.1. Tachykinine ... 6
1.2.2. Effekte der Tachykinine ... 7

1.3. Tachykininrezeptoren ... 9
1.3.1. Lokalisation und Expression ... 9
1.3.2. Regulation ... 10

2 Methoden ... 12

2.1. Gewinnung der Proben ... 12

2.2. Aufarbeitung der Proben ... 13
2.2.1. RNA-Gewinnung ... 13
2.2.2. Fixieren und Schneiden ... 16

2.3. Reverse Transkription ... 17

2.4. Qualitative PCR ... 17

2.5. Glasmilchreinigung ... 19

2.6. DNA-Sequenzierung ... 19

2.7. Agarosegelelektrophorese ... 20

2.8. Quantitative PCR ... 21
2.8.1. Prinzip der TaqMan-PCR ... 21
2.8.2. Anpassen und Relationen der Werte ... 24
2.8.3. Statistische Auswertung ... 24

3	Ergebnisse	25
3.1.	Patientenkollektiv	25
3.2.	Histologisches Bild einer Biopsie	28
3.3.	Ergebnisse der quantitativen PCR	29
3.4.	Ergebnisse der qualitativen PCR	31

4	Diskussion	35
4.1.	Methodenkritik	35
4.2.	Zigarettenrauch und Tachykinine	37
4.3.	Expression und Regulation der Tachykininrezeptoren	40
4.3.1.	Expression und Regulation des NK_1- Rezeptors	43
4.3.2.	Expression und Regulation des NK_2- Rezeptors	48
4.3.3.	Expression und Regulation des NK_3- Rezeptors	51
4.4.	Chronisch entzündliche Erkrankungen und andere Organsysteme	54

5	Zusammenfassung	56

6	Literaturverzeichnis	58

7	Abkürzungsverzeichnis	65

Danksagung	66

1 Einleitung

In den letzten Jahren haben der Zigarettenkonsum und somit die entzündlichen und chronisch obstruktiven Atemwegserkrankungen in Deutschland und auf der ganzen Welt zugenommen. Die geschätzte Häufigkeit chronischer Bronchitis liegt in Deutschland bei 10 % bis 15 % der Bevölkerung [48]. Die Prävalenz, Inzidenz und Mortalität nimmt mit dem Alter zu. Besonders unter den Frauen steigt die Anzahl an Rauchern stetig.

Die Mortalität der chronisch obstruktiven Atemwegserkrankung ist in den letzten zehn Jahren um mehr als 20 % gestiegen. Die chronisch obstruktive Lungenerkrankung (COPD) steht weltweit in der Todesursachenstatistik momentan an der vierten Stelle [47]. Für die nächsten Jahrzehnte ist ein weiterer Anstieg von Prävalenz, Inzidenz und Mortalität zu erwarten, so dass die COPD im Jahre 2020 auf den dritten Platz der häufigsten Todesursachen vorrücken wird [51,65].

Da es bisher keine effiziente Therapie zur Heilung dieser Erkrankung gibt und den Ärzten nur eine symptomatische medikamentöse Therapie zur Verfügung steht, stellt die zunehmende Zahl der an COPD Erkrankten ein großes medizinisches und wirtschaftliches Problem für das Gesundheitswesen dar. Unter diesem Gesichtspunkt gewinnt es umso mehr an Bedeutung, weitere wissenschaftliche Studien über diese häufige Erkrankung der Atemwege durchzuführen, die sich mit den pathophysiologischen Zusammenhängen im Rahmen der Grundlagenforschung auseinandersetzen.

1.1. Die chronisch obstruktive Lungenerkrankung

1.1.1. Klinik und Einteilung

Die chronisch obstruktive Lungenerkrankung ist eine chronische Lungenkrankheit mit progredienter, nach Gabe von Bronchodilatatoren und / oder Glukokortikoiden nicht vollständig reversibler Atemwegsobstruktion auf dem Boden einer chronischen Bronchitis und / oder eines Lungenemphysems.

Die Erkrankung wird als eine gesteigerte Entzündungsantwort auf inhalative Noxen mit einer progredienten obstruktiven Atemwegseinschränkung definiert [52].

Das Zigarettenrauchen ist zwar nicht der einzige, jedoch zweifellos der weltweit bedeutendste Risikofaktor für die COPD. Das Zigarettenrauchen ist für ca. 80 – 90 % aller Fälle verantwortlich. Jeder zweite Raucher im Alter > 40 Jahre leidet an einer chronischen Bronchitis („Raucherhusten"). Männer sind dreimal häufiger betroffen als Frauen. Über 90 % der Patienten sind Raucher oder Ex-Raucher. Nach der Definition der Weltgesundheitsorganisation (WHO) besteht eine chronische Bronchitis, wenn produktiver Husten und Auswurf an den meisten Tagen der Woche über mindestens drei Monate eines Jahres in zwei aufeinanderfolgenden Jahren bestehen, wobei andere Erkrankungen wie Tuberkulose oder Bronchiektasien ausgeschlossen sein müssen [47].

Die Diagnose der COPD wird einerseits anhand der klinischen Symptomatik mit der entsprechenden Anamnese, andererseits anhand des morphologischen Bildes während der Bronchoskopie gestellt. Die morphologischen Veränderungen der COPD lassen sich im Bereich des Bronchialsystems als chronische Bronchitis und als Bronchiolitis sowie im Bereich des Lungenparenchyms als Lungenemphysem nachweisen.

Als ein weiteres Kriterium zur Diagnosestellung der COPD tragen die gemessenen Lungenfunktionsparameter bei. Die Lungenfunktionstests, die hierfür zur Verfügung stehen, sind die Spirometrie und die deutlich aufwendigere Ganzkörperplethysmographie. Während der Spirometrie werden der FEV_1Ist- und der FEV_1Soll-Wert (Einsekundenkapazität) erhoben. Aus diesen Parametern wird die Ist/Soll- Ratio gebildet, die einen messbaren Parameter für das Fortschreiten der Atemwegsobstruktion darstellt. Anhand der Symptome und der gemessenen FEV_1-

Werte nach Bronchodilatation unterteilt man die COPD in vier Schweregrade. Die folgende Einteilung gilt für eine stabile COPD:

Tab. 1. Schweregradeinteilung der COPD [33,70].

Schweregrad	Kriterien
III (schwer)	- 30 % Soll < FEV_1 < 50 % Soll, FEV_1/VC < 70 % - FEV_1 < 50% Soll und respiratorische Insuffizienz oder Zeichen der Rechtsherzinsuffizienz
II (mittelgradig)	- 50 % Soll ≤ FEV_1 < 80 % Soll, FEV_1/VC < 70 % mit / ohne chronische Symptome (Husten, Auswurf, Dyspnoe)
I (leicht)	- FEV_1 ≥ 80 % Soll, FEV_1/VC < 70 % mit / ohne Symptomatik (Husten, Auswurf)
0 (Risikogruppe)	- normale Spirometrie - chronische Symptome (Husten, Auswurf)

Die COPD ist eine progrediente Erkrankung. Es handelt sich um die häufigste Erkrankung der Atmungsorgane und die häufigste Ursache für ein Cor pulmonale sowie für eine respiratorische Insuffizienz. Bereits im Frühstadium der Krankheit kommt es zur Einschränkung der körperlichen Leistungsfähigkeit, im fortgeschrittenen Stadium mit Hyperkapnie können Symptome wie Antriebsarmut und Tagesmüdigkeit vorhanden sein. Ödeme, hepatojugulärer Reflux und vermehrte Halsvenenfüllung lassen sich als klinische Zeichen eines Cor pulmonale nachweisen. Im Laufe der Erkrankung entwickelt sich ein Husten mit zunehmender Schleimproduktion unterschiedlicher Ausprägung. Bei vielen Patienten entsteht im Laufe der Erkrankung ein Lungenemphysem, das durch eine irreversible Erweiterung des Lungenparenchyms distal der terminalen Bronchiolen mit einer Destruktion alveolärer Strukturen charakterisiert ist. Weiterhin leiden die Patienten häufig an rezidivierenden bronchopulmonalen Infekten, die nicht nur eine häufige antibiotische Behandlung der Patienten unumgänglich machen, sondern auch zur Ausbildung sekundärer Bronchiektasien führen. Dieser Prozess trägt zu einer weiteren Chronifizierung der Erkrankung bei [13,16,52].

1.1.2. Therapie der COPD

Der Behandlungsplan umfasst die Prävention, die medikamentöse Therapie, die Schulung mit dem Ziel, den Patienten aktiv an der Bewältigung seiner Krankheit zu beteiligen (ärztlich kontrollierte Selbstmedikation), die Physiotherapie, körperliches Training, Ernährungsberatung, apparative Therapieoptionen sowie bei ausgeprägtem Lungenemphysem operative Behandlungsmaßnahmen und das Management akuter Exazerbationen [1].

Die wichtigste therapeutische Intervention für die COPD ist die unverzügliche Beendigung des Rauchens. Diese Maßnahme vermindert die Exazerbationsfrequenz und die Mortalität bei fortgeschrittener COPD [24,35,8].

Die Pharmakotherapie ermöglicht eine Linderung der Beschwerden, eine Besserung der körperlichen Leistungsfähigkeit, der Lebensqualität und / oder eine Reduktion von Exazerbationen [1]. Basierend auf der bisherigen medizinischen Forschung gehören lang-wirksame Beta$_2$-Agonisten zu der First-line-Behandlung der Patienten mit COPD [25]. Patienten mit chronisch obstruktiver Bronchitis und Lungenemphysem sprechen relativ häufig auf die inhalative vagolytische Therapie mit Ipratropiumbromid oder Oxitropiumbromid an, die in Kombination mit β_2-Sympathomimetika verabreicht werden können. Bei höhergradiger Atemwegsobstruktion kommt die orale Behandlung mit retardiertem Theophyllin in Betracht. Theophyllin ist in der Langzeittherapie der COPD effektiv, sollte aber wegen zahlreicher Interaktionen und der relativ geringen therapeutischen Breite als Bronchodilatator der zweiten Wahl eingesetzt werden [1].

Infektbedingte Exazerbationen erfordern oft die Behandlung mit systemischen Glukokortikoiden und Antibiotika, wobei jedoch die chronisch obstruktive Bronchitis auf Bronchodilatatoren und Kortikoide weniger gut anspricht als das Asthma bronchiale [9]. Eine Dauerbehandlung mit inhalativen Glukokortikoiden sollte nur bei COPD-Patienten mit Besserung von Kenngrößen der Lungenfunktion und / oder der Symptomatik unter dieser Therapie durchgeführt werden. Eine Dauerbehandlung mit systemischen Glukokortikoiden sollte wegen der häufigen unerwünschten Nebenwirkungen vermieden werden [2].

Zusammenfassend lässt sich feststellen, dass die derzeitige pharmakologische Behandlung der COPD nach wie vor unbefriedigend bleibt, da sie erstens nicht auf die natürliche Entstehungsursache der Erkrankung ausgerichtet ist und zweitens keinen wesentlichen Einfluss auf den Schweregrad der Erkrankung hat [23]. Eine Normalisierung der Lungenfunktion bei Patienten mit COPD unter der Therapie ist nicht zu erwarten [1]. Nach dem heutigen Stand der Wissenschaft wurde bisher, abgesehen von der Sauerstofftherapie, keine Medikation erfolgreich eingesetzt, die zu einer Abnahme der Mortalität bei Patienten mit einer chronisch obstruktiven Lungenerkrankung geführt hat [23].

In den letzten Jahren wurden in wissenschaftlichen und klinischen Studien neue Protagonisten erforscht, die eine bedeutende Rolle in der Pathophysiologie von Krankheiten wie Asthma und COPD spielen könnten. Zu den Substanzen mit einem möglichen therapeutischen Potential zählen neben den Antiproteasehemmern, die Tachykininrezeptorantagonisten, jedoch sind die wissenschaftlichen Ergebnisse bisher sehr kontrovers und bis dato gibt es kein Medikament dieser Substanzklasse, das erfolgreich die dritte Phase der Medikamentenzulassung abgeschlossen hat [43].

1.2. Entzündliche Erkrankungen der Atemwege und Neuropeptide

Eine große Anzahl biologisch aktiver Neuropeptide ist bisher identifiziert und charakterisiert worden [57,61]. Darunter fallen auch die Tachykinine, die während der letzten Jahre, besonders im Zusammenhang mit chronisch entzündlichen Erkrankungen wie Asthma, chronischer Bronchitis und COPD, stark in den Mittelpunkt der Forschung gerückt sind.

1.2.1. Tachykinine

Tachykinine sind Transmitterstoffe des exzitatorischen, nicht-adrenergen und nicht-cholinergen Systems (NANC) [55]. Sie gehören zur Gruppe der Neuropeptide, werden in Neuronen synthetisiert und auf bestimmte Reize aus den Nervenendigungen freigesetzt [6,11,12,61]. Sie sind neben anderen Neuropeptiden in den sensorischen, nicht myelinisierten C-Fasern lokalisiert, die mitunter für die Innervation des gesamten Atemwegssystems verantwortlich sind [14,28,55,57]. Obwohl Tachykinine als Peptide neuronalen Ursprungs angesehen werden, gewann man in den letzten Jahren die Gewissheit, dass auch Immunzellen Tachykinine produzieren können. Mit Studien an Tieren und Menschen wurde gezeigt, dass Tachykinine unter anderem auch von Eosinophilen, Lymphozyten, Monozyten, Makrophagen, Alveolarmakrophagen und dendritischen Zellen produziert werden [42].

Tachykinine sind bei vielen Tierarten bekannt. Neurokinine sind die Tachykinine der Säugetiere. Bis jetzt wurden die folgenden Neurokinine identifiziert: Substanz P (SP), Neurokinin A (NKA), Neurokinin B (NKB), die Neuropeptide K und γ (NPK und NPγ). An deren Biosynthese sind zwei unterschiedlichen Gene beteiligt – das Preprotachykinin-I-Gen (auch PPT-I bzw. PPT A genannt) und das Preprotachykinin-II-Gen. Das erste kodiert für die Tachykinine SP, NKA, NPK und NPγ, während das letztere nur für NKB kodiert [67]. Eine andere Gruppe der Tachykinine stellen die Hemokinine dar. Es wird angenommen, dass sie nicht neuronalen Ursprungs sind, da in Studien die mRNA-Expression des Hemokinin 1 außerhalb von neuronalem Gewebe nachgewiesen wurde [69].

Studien an Nagetieren haben gezeigt, dass es durch verschiedene mechanische und chemische Stimuli zu einer Aktivierung der chemosensiblen C-Fasern und somit zu einer Freisetzung von Tachykininen aus den Nervenendigungen kommen kann. Untersucht wurden die Effekte verschiedener Stimuli, wie Capsaicin, Ether, Formalin, Histamin, Bradykinin, Metacholin, Prostaglandine und Leukotriene. Auch bei elektrischer Nervenstimulation und der Exposition gegenüber Zigarettenrauch wurde eine Ausschüttung von Tachykininen beobachtet [57].

1.2.2. Effekte der Tachykinine

Substanz P, Neurokinin A und Neurokinin B besitzen viele biologische Effekte, die einen Teil der Veränderungen bei Krankheiten wie COPD und Asthma bronchiale erklären könnten.
Kontraktion der glatten Muskulatur, Vasodilatation, Erhöhung der Gefäßpermeabilität der postkapillaren Venolen mit Ödementstehung, Stimulation der Drüsen mit erhöhter Schleimsekretion, Stimulation cholinerger Nerven und die Mitwirkung am Husten gehören zu diesen Effekten. Die Bereitstellung und Aktivierung einiger inflammatorischer Zellen, wie Chemotaxis für neutrophile und eosinophile Zellen und verstärkte Adhäsion der Neutrophilen zum Epithel, wird auch zum Wirkungsspektrum dieser Neurotransmitter gezählt [4,11,12,40,62,68].
Die meisten der oben genannten Effekte wurden an Gewebe, welches sowohl tierischen als auch menschlichen Ursprungs war, beobachtet. In zwei Studien wurde außerdem gezeigt, dass Tachykinine eine wichtige Rolle beim Schutz und Heilungsprozess des Atemwegsepithels spielen [46,81].
Unter den Effekten, die durch Tachykinine vermittelt werden, sollen hier die Bronchokonstriktion und die neurogen vermittelte Inflammation bzw. die Plasmaextravasation und Vasodilatation hervorgehoben werden.

Neurogen vermittelte Inflammation

Lundberg und seine Kollegen waren die Ersten, die den Beweis für eine „neurogen vermittelte Inflammation" im Respirationstrakt erbrachten. Sie fanden 1996 heraus, dass die lokale Applikation von dem Neurotoxin Capsaicin, die elektrische Stimulation des Nervus vagus und die Exposition gegenüber Zigarettenrauch in Ratten und Meerschweinchen zu einer erhöhten Extravasation des Plasmaproteins führten. Diese war sowohl im oberen (Nasenschleimhaut, Epiglottis, Stimmbänder) als auch im

unteren Respirationstrakt (von der Trachea bis zu den Bronchiolen) vorhanden. Nach Vorbehandlung mit Capsaicin bzw. Gabe von Rezeptorantagonisten für Substanz P wurde keine Erhöhung der Gefäßpermeabilität mehr festgestellt [57].
Im Hinblick darauf stellten die Forscher die folgende Hypothese auf: Neben der Ausschüttung von Histamin, Bradykinin und Acetylcholin spielt die Freisetzung von Tachykininen aus Nervenendigungen, die für Capsaicin sensibel sind, eine bedeutende Rolle bei der Erhöhung der Gefäßpermeabilität [56,57]. Dies würde bedeuten, dass bei Krankheiten wie COPD und Asthma die hier beschriebene, durch Tachykinine vermittelte neurogene Komponente der Inflammation einen nicht unbeträchtlichen Teil zu der allgemeinen Entzündung der Atemwege beiträgt.

Bronchokonstriktion

Tachykinine vermitteln eine potente Kontraktion der glatten Muskulatur der Atemwege. Der kontraktile Effekt der Tachykinine konnte sowohl in vivo als auch in vitro in mehreren Studien gezeigt werden. Untersuchungen an Bronchialkarzinomgewebe von Rauchern bzw. Ex-Rauchern zeigten, dass NKA sowohl in vitro als auch in vivo eine stärkere Bronchokonstriktion als SP vermittelt [40] und dass NKA ein zwei- bis dreimal potenterer Konstriktor als Histamin und Acetylcholin ist [66]. Die durch NKA vermittelte Bronchokonstriktion ist in den kleineren Atemwegen deutlicher ausgeprägt als in den größeren [31].
Für ein besseres Verständnis der Zusammenhänge, die sich während der Tachykinin-vermittelten Bronchokonstriktion in humanen entzündlichen Atemwegen abspielen, sind auch mehrere in vivo - Studien bei Asthmapatienten durchgeführt worden. Die Applikation von SP bzw. NKA erfolgte hierbei durch Inhalation oder intravenöse Gabe. In diesen Arbeiten wurde bestätigt, dass die Inhalation von SP eine Bronchokonstriktion bei Asthmapatienten verursacht [7]. Hohe Dosen von SP führten zu einem signifikanten Abfall der FEV_1, des Blutdrucks, und einem Anstieg der Herzfrequenz [17,19]. Außerdem reagierten Asthmapatienten empfindlicher auf SP und NKA als Gesunde. Die bei Asthmapatienten durch Inhalation von SP und NKA hervorgerufene Kontraktion konnte durch die Vorbehandlung mit Substanzen wie Natriumcromoglycin und Natriumnedocromil aufgehoben werden [19,38]. Interessanterweise hat NKB im Gegensatz zum Meerschweinchen beim Menschen keinen Einfluss auf die Bronchokonstriktion [4].

Diese Ergebnisse lassen vermuten, dass SP und NKA nur einen indirekten Einfluss auf die Bronchokonstriktion beim Menschen haben. Der exakte Mechanismus der Wirkungsweise dieser Neurotransmitter ist derzeit noch unklar.

1.3. Tachykininrezeptoren

1.3.1. Lokalisation und Expression

Wie aus heutigen wissenschaftlichen Studien hervorgeht, werden sowohl Tachykinine als auch Tachykinrezeptoren beim Menschen in mehreren Geweben und Zellen exprimiert [79]; darunter fallen auch das Bronchialgewebe und einige der Immunzellen.
Im Vergleich zu Nagetieren sind Tachykinin-enthaltende Nervenfasern im humanen Gewebe eher selten vertreten [42]. In den humanen Atemwegen machen Tachykinin-sensible Nervenfasern nur 1 % der gesamten Nervenfasern aus, im Vergleich dazu sind es beim Meerschweinchen 60 % [15]. Dennoch wurden Nervenfasern mit SP-ähnlicher Immunreaktivität bisher im und unterhalb des Epithels des Larynx, der Trachea, der Bronchien und Bronchiolen, der distalen Atemwege und vereinzelt in den Alveolen gefunden [14,54,59]. NKA-ähnliche immunreaktive Nervenfasern wurden beim Menschen im Umfeld intrinsischer Neurone der lokalen bronchialen Ganglien und in der glatten Muskulatur der Bronchien nachgewiesen [76]. In den letzten Jahren konnte auch gezeigt werden, dass Tachykinine von einigen Zellen des Immunsystems präsentiert werden [32,42].

Substanz P, Neurokinin A und Neurokinin B interagieren mit den Zielorten der Atemwege mittels spezifischer Rezeptoren – den Tachykininrezeptoren NK_1, NK_2 und NK_3. Ein weiteres Mitglied dieser Tachykininfamilie ist erst vor kurzem entdeckt und als NK_4-Rezeptor benannt worden. Jedes der Tachykinine kann als voller Agonist für die drei Rezeptoren wirken, SP bevorzugt jedoch den NK_1-Rezeptor, NKA den NK_2-Rezeptor und NKB präferiert den NK_3-Rezeptor [60,72].
Mit Hilfe von Tachykininrezeptorantikörpern wurden NK_1- und NK_2-Rezeptoren in einer immunhistologischen Studie beim Menschen in glatter Bronchialmuskulatur, bronchialen

Drüsen, bronchialen Gefäßen, Nerven und in Entzündungszellen wie Mastzellen, Makrophagen und T-Lymphozyten nachgewiesen [63]. Der NK_1-Rezeptor wurde zusätzlich sowohl auf humanen als auch auf murinen Lymphozyten und auf humanen Makrophagen im Sputum gefunden [18,32].

Im Vergleich dazu war die Existenz des NK_3-Rezeptors im humanen Respirationsgewebe lange Zeit umstritten. Die Expression des NK_3-Rezeptors und des für dieses Tachykinin kodierenden Gens Preprotachykinin-II konnte erst 2004 mittels RT-PCR in einer breit angelegten Untersuchung von Tachykininen und Tachykininrezeptoren in den humanen Atemwegen nachgewiesen werden [71].

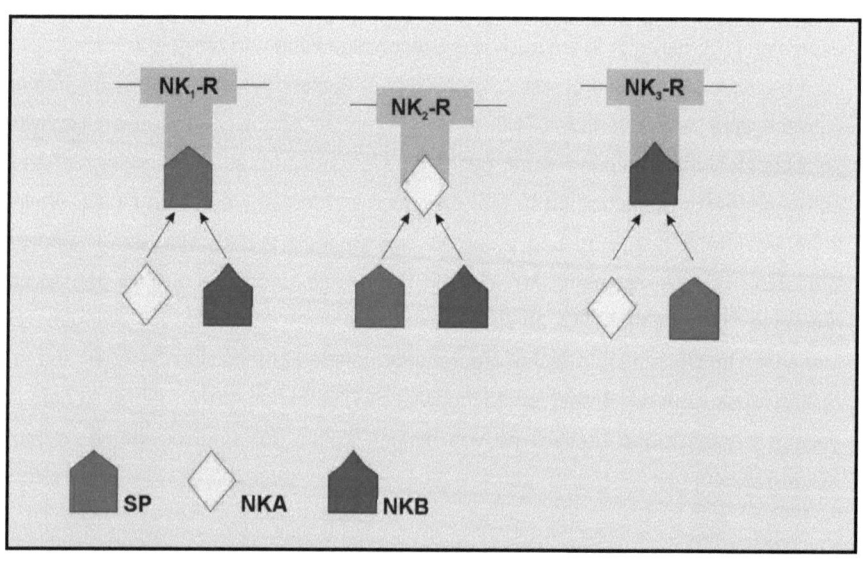

Abb. 1. Schematische Darstellung der Affinität der Tachykininrezeptoren.

1.3.2. Regulation

Für das bessere Verständnis der pathophysiologischen Zusammenhänge in humanen Atemwegen während chronisch entzündlicher Prozesse ist nicht nur die Frage nach der

Lokalisation und Expression der Neurotransmitterrezeptoren, sondern auch die Frage nach der Regulation bzw. Modulation dieser Rezeptoren zu beantworten.

Aus dem oben Gesagten ergibt sich, dass Tachykinine unter anderem an der neurogen vermittelten Entzündung und der Bronchokonstriktion in den Atemwegen beteiligt sind und dass sie ihre Wirkung über spezifische Rezeptoren entfalten.
In funktionellen Studien an isoliertem Lungengewebe wurde gezeigt, dass pharmakologisch hergestellte Antagonisten der Tachykininrezeptoren einen Teil der Tachykinin-vermittelten Effekte teilweise aufheben können. Diese positiven Ergebnisse können eine Grundlage für die Entwicklung einer neuen pharmakologischen Substanzklasse für die Behandlung chronisch entzündlicher Erkrankungen wie COPD bilden.
Diese Substanzen haben ihren Angriffsort direkt an den Tachykininrezeptoren. Damit sie gezielt als neue Medikamente eingesetzt werden können, ist es von enormer Bedeutung, sich ein genaueres Bild über die Regulation der für diese Rezeptoren kodierenden Gene zu machen.

Aufgrund des hohen Aufwandes bei der Beschaffung von humanen Gewebeproben und der eingeschränkten Untersuchungsmöglichkeiten bei dieser Art von Studien sind bisher nur wenige Experimente zur Regulation der Expression der Tachykininrezeptoren bei entzündlichen Erkrankungen im humanen Respirationstrakt durchgeführt worden. Die vorhandene Datenlage reicht bisher nicht aus, um die komplexen Prozesse der Regulation von Tachykininrezeptoren in humanen Atemwegen zu verstehen.
Unter dem Gesichtspunkt, dass es zur Zeit keine effiziente Therapie der COPD gibt und nur eine symptomatische medikamentöse Therapie zur Verfügung steht, ist es klar, dass auf diesem Gebiet weitere wissenschaftliche Studien durchgeführt werden müssen, die sich mit den pathophysiologischen Zusammenhängen im Rahmen chronisch entzündlicher Erkrankungen in humanen Atemwegen beschäftigen. Gegebenfalls könnten dann in der Zukunft neue wirksame Medikamente gegen die Volkskrankheit COPD entwickelt werden.

2 Methoden

2.1. Gewinnung der Proben

Die Studie wurde durch die zuständige Ethikkommission der Freien Universität Berlin genehmigt.
Sie erfolgte in enger Zusammenarbeit mit der Lungenklinik Heckeshorn. Unser Patientengut setzte sich aus stationären und ambulanten Patienten dieser Klinik zusammen, welche sich im Rahmen ihrer Erkrankung entweder einer therapeutischen oder diagnostischen Bronchoskopie unterzogen. Die Patienten wurden vor dem Eingriff mit Midazolam i. v. und Atropin i. m. prämediziert. Während des Eingriffs wurde zur lokalen Betäubung 2 % - ige Lidocainlösung angewandt.
Die ca. 2 - 4 mm großen Schleimhautbiopsien wurden von den behandelnden Ärzten der Klinik gewonnen, meist aus dem Gebiet der Carina der Trachea. Bei Patienten mit schon bekanntem Bronchialkarzinom und bei Patienten mit Verdacht auf einen bösartigen Prozess in der Lunge wurde explizit darauf geachtet, dass die Gewinnung des Probenmaterials nicht aus der Tumorregion stammt. Die Entscheidung über die Aufteilung der Patienten in die zugehörige Gruppe wurde einerseits anhand der FEV_1-Werte, andererseits anhand des morphologischen Bildes der Bronchialschleimhaut direkt bei der Bronchoskopie getroffen.
Die spirometrisch gemessenen FEV_1–Werte wurden im Rahmen der klinischen Vorbereitung für die Bronchoskopie in der Lungenklinik Heckershorn bzw. in ambulanten Arztpraxen erhoben. Diese Werte waren bei allen Kontrollen und bei 26 Patienten mit COPD bekannt. Bei drei ambulanten Patienten wurde keine Spirometrie durchgeführt. Die Zuordnung dieser drei Patienten zu der COPD-Gruppe erfolgte einerseits aufgrund der schon in früheren klinischen Aufenthalten gesicherten Diagnose der COPD und andererseits aufgrund des sich bei der Bronchoskopie bietenden morphologischen Bildes.
Grundsätzlich von der Studie ausgeschlossen wurden Patienten mit Infektionskrankheiten wie Tuberkulose oder AIDS und Patienten, die mit einer Chemo- bzw. Strahlentherapie unmittelbar vor der Bronchoskopie im Rahmen ihrer malignen Erkrankung behandelt wurden. Bei Tuberkulose und AIDS handelt es sich um

Krankheiten mit einem eigenen Inflammationsprofil, welches mit dem der COPD interagieren und somit den Expressionslevel der Rezeptoren beeinflussen könnte. Weil durch Chemo- oder Strahlentherapie ein Untergang gesunder Zellen induziert wird, ist hierbei eine Veränderung des Expressionsverhaltens der Rezeptoren sehr wahrscheinlich. Eine Dauertherapie mit Steroiden war ebenfalls ein Ausschlusskriterium.

Zu jeder entnommenen Probe ist ein Datenblatt mit den Initialen des Patienten, dem Alter, dem Geschlecht, der gemessen forcierten Einsekundenkapazität FEV_1 Ist/Soll und der Hauptdiagnose ausgefüllt worden. Diese Daten wurden den Patientenakten entnommen.

Das gewonnene Material wurde sofort nach der Entnahme in ein beschriftetes RNase-freies Reaktionsgefäß gegeben und dieses in zerkleinertes Trockeneis gelegt. Dann wurden die Proben bis zur weiteren Verarbeitung bei –80 °C aufbewahrt.

2.2. Aufarbeitung der Proben

2.2.1. RNA-Gewinnung

Die RNA-Extraktion erfolgte unter einem Abzug auf einem RNase-freien Arbeitsplatz. Die RNase-freien Reaktionsgefäße [Eppendorf] wurden in einem Behälter mit flüssigem Stickstoff von der Klinik ins Forschungslabor transportiert und erst kurz vor der Homogenisierung auf Eis gegeben.

Homogenisierung

Das Dispergierwerkzeug [Polytron, Kinematica] wurde vor Aufarbeitung der Proben 30 min in einer 3 % H_2O_2-Lösung desinfiziert und danach mit reichlich Aqua dest. abgespült. Pro Präparat wurden 500 – 600 μl RNAzol [Roth] hineinpipetiert, und das Gewebe vorsichtig mit dem Gerät homogenisiert. Das entstandene Homogenisat wurde in ein anderes RNase-freies Reaktionsgefäß umgefüllt und auf Eis gestellt.

Nach jedem Probenwechsel wurde das Dispergierwerkzeug mit 3 % H_2O_2, zweimal mit Aqua dest. und anschließend mit 100 % Ethanol für 10 min zum Desinfizieren gespült.

Extraktion

In jedes Reaktionsgefäß wurden 100 µl −20 °C kaltes Chloroform [Roth] hineinpipettiert. Die Proben wurden geschüttelt, für 15 s gevortext und für ca. 15 min auf Eis stehen gelassen. Anschließend wurden die Ansätze für 15 min bei 10.000 x g und 4 °C zentrifugiert [Mikroliter 1394, Hettich]. Dabei bildeten sich drei verschiedene Phasen aus.

Präzipitation

Die obere wässrige Phase wurde vorsichtig abpipettiert und in ein neues beschriftetes Reaktionsgefäß überführt, die übrig gebliebene Interphase und die untere phenolische Phase wurden verworfen. Beim Pipettieren ist gleichzeitig das Volumen der wässrigen Phase gemessen worden. Ein gleiches Volumen eiskaltes (-20 °C) Isopropanol [Roth] wurde hinzugegeben und vorsichtig geschüttelt. Dann wurde die RNA bei −20 °C über Nacht ausgefällt. Anschließend wurden die Proben erneut bei 10.000 x g und 4 °C für 15 min zentrifugiert, wobei sich am Boden des Reaktionsgefäßes ein weißlich-durchsichtiges Pellet bildete.

Waschen

Der Überstand aus den Reaktionsgefäßen wurde abgegossen bzw. abpipettiert und die Pellets mit ca. 500 µl 70 % Ethanol [Roth] gewaschen. Anschließend wurden die Pellets erneut bei 14.000 U/min und 4 °C für 5 - 8 min zentrifugiert. Nach dem Zentrifugieren wurde der Überstand vorsichtig abgegossen, abpipettiert und die Pellets wurden erneut gewaschen. Dieser Waschvorgang wurde dreimal wiederholt. Nach dem letzten Zentrifugieren wurde der Überstand soweit wie möglich abpipettiert und die Pellets wurden für ca. 15 - 30 min zum Trocken auf Eis stehen gelassen. Danach wurden die Pellets je nach Größe in 20 - 30 µl Aqua dest. aufgelöst.

Kontrolle und Messung

Quantifizierung und Qualitätskontrolle der extrahierten Total-RNA erfolgten photometrisch sowie gelelektrophoretisch. Für die Mengenberechnung gilt näherungsweise 1 OD_{260} = 40 µg RNA. Um die Reinheit der isolierten RNA zu beurteilen (Kontaminationsgefahr mit aus der Interphase stammendem Protein) wurde der Quotient OD_{260} / OD_{280} photometrisch berechnet, dieser lag stets zwischen 1,7 und 2,1. Mittels gelelektrophoretischer Darstellung der RNA auf einem 1% - igen Agarosegel wurde eine Degradation ausgeschlossen. Schließlich wurde die RNA auf 1 µg/µl verdünnt, aliquotiert und bei −80 °C gelagert.

2.2.2 Fixieren und Schneiden der Schleimhautbiopsie

Reagenzien:
Zamboni
- 150 ml Pickrinsäure [Merck]
- 50 ml Formaldehyd (37 %) [Roth]
- 500 ml Natriumphosphatpuffer (200 mM) (s. u.)
- 350 ml Aqua dest.

Natriumphosphatpuffer (200 mM)
- 154,8 ml 1 M Dinatriumhydrogenphosphat [Roth]
- 45,2 ml 1 M Natriumdihydrogenphosphat [Roth]
- ad 1 l Aqua dest.

Kryoprotektionspuffer
- 180 g Saccharose [Roth]
- ad 1 l 100 mM Natriumphosphatpuffer (s. o.)

Durchführung
Das Gewebestück wurde 6 h in 10 Vol. Zamboni fixiert und viermal 1 h sowie einmal über Nacht in 100 mM Natriumphosphatpuffer gewaschen. Zum Gefrierschutz wurde es über Nacht in Kryoprotektionspuffer eingelegt, danach in flüssigem Stickstoff eingefroren und bis zur Weiterverarbeitung bei −80 °C gelagert.
Schließlich wurde das so vorbehandelte Gewebestück mit Tissue Tek [O.C.T.-Compound, Sakura] auf dem Probenplättchen des Krystaten [500 OM Microm, Walldorf] befestigt, und es wurden 8 µm dicke Gefrierschnitte angefertigt. Diese wurden auf Objektträger aufgebracht und 30 min getrocknet.
Zur besseren Darstellung der Gewebsstrukturen erfolgte anschließend eine HE-Färbung des Gewebes.

2.3. Reverse Transkription

Reagenzien:
- Random Hexamer (50 M) [Roche]
- Aqua dest.
- dNTP-Mix (2 mM) [MPI Fermentas]
- 5 x Erststrangpuffer [Life Technologies]
- DTT (100 mM) [Life Technologies]
- Superscript-II-Reverse Transkriptase (200 U/µl) [Life Technologies]

Durchführung:

2 µg RNA wurden mit 2 µl Random Hexamer versetzt und durch Inkubation für 10 min bei 70 °C und anschließendes Abschrecken für eine Minute auf Eis denaturiert. Dann wurden pro Ansatz 4 µl Aqua dest., 5 µl dNTP-Mix, 4 µl Erststrangpuffer, 2 µl DTT und 1 µl Superscript-II-Reverse Transkriptase zugegeben. Der 20 µl - Ansatz wurde dann für 10 min bei Raumtemperatur, für 60 min bei 42 °C und für 10 min bei 70 °C inkubiert. Das fertige Produkt wurde vor der weiteren Verarbeitung bei –20 °C aufbewahrt.

2.4. Qualitative Polymerasekettenreaktion

Reagenzien:
- Aqua dest.
- dNTP-Mix (2 mM) [MPI Fermentas],
- 10 x Reaktionspuffer mit $MgCl_2$ [Sigma]
- 5'-Primer
- 3'-Primer
- Gold-Taq-DNA-Polymerase (1 U/µl) [Applied Biosystems]

Durchführung:

Zu 1 µl RT-Produkt wurden 32 µl Aqua dest., 7,5 µl dNTP-Mix, 5 µl 10 x Reaktionspuffer mit $MgCl_2$, 2 µl 5'-Primer, 2 µl 3'-Primer und 0,5 µl Gold-Taq-DNA-Polymerase pipettiert.

Als Negativkontrollen dienten PCR-Ansätze ohne RT-Produkt zum Ausschluss einer Kontamination mit Template sowie PCR-Ansätze mit RNA ohne Reverse Transkriptase-Reaktion zur Erkennung einer Kontamination mit genomischer DNA. Außerdem wurden die Primer, wann immer möglich, so gewählt, dass sie Intron-überspannend waren. Die Primerauswahl wurde mit Hilfe der „Primer Express" - Software [Applied Biosystems] durchgeführt.

Das Amplifikationsprogramm war: 1 Zyklus: 10 min 94 °C; 40 Zyklen: 30 s 94 °C, 45 s 55 – 65 °C (je nach Primer), 1 min 72 °C; 1 Zyklus 10 s 72 °C. Als Thermocycler wurde der GeneAmp 9600 [Applied Biosystems] verwendet.

Es wurden die folgenden Primer verwendet:

GAPDH Forward Primer: 5'-GAAGGTGAAGGTCGGAGTC-3´
GAPDH Reverse Primer: 5'-GAAGATGGTGATGGGATTTC-3´

NK_1-Rezeptor Forward Primer: 5'-GACCGCTACCACGAGCAA-3´
NK_1-Rezeptor Reverse Primer: 5'-TGATGTAGGGCAGGAGGAAGA-3´

NK_2-Rezeptor Forward Primer: 5'-GTCTATGCCAGCCACAACATC-3´
NK_2-Rezeptor Reverse Primer: 5'-ATGTACCTGTCGGCAGCAAT-3´

NK_3-Rezeptor Forward Primer: 5'-CCAACCTCACCAACCAGTT-3´
NK_3-Rezeptor Reverse Primer: 5'-CAGGATGATCCAGATGACGATG-3´

Alle Primer wurden von der Firma TIB MOLBIOL geliefert. Sie wurden in der Konzentration von 20 µM/ml verwendet.
Die PCR- Produkte wurden gelektrophoretisch dargestellt. Die Spezifität des jeweiligen Amplifikates wurde durch Sequenzierung verifiziert.

2.5. Glasmilchreinigung

Reagenzien:
- Natriumjodid (6 M) [BIO 101]
- Glasmilchsuspension [BIO 101]
- Waschpuffer [BIO 101]
- Aqua dest.

Durchführung:
Die zu isolierende DNA-Bande wurde unter UV-Licht mit einem Skalpell aus dem Agarosegel herausgeschnitten und das Gelstückchen in drei Vol. Natriumjodid bei 55 °C geschmolzen. Dann wurde gründlich suspendierte Glasmilchsuspension (ca. 1 µl / 500 ng DNA) hinzugegeben und für mindestens 15 min langsam geschüttelt, so dass die DNA an die Silikapartikel binden konnte. Danach wurde zentrifugiert (10.000 x g, 10 s) [Mikroliter 1394, Hettich] und das Pellet dreimal mit Waschpuffer gewaschen. Aus dem getrockneten Pellet wurde die DNA durch Inkubation für 5 min bei 55 °C mit Aqua dest. eluiert. Weil eine Glasmilchreinigung nachfolgende enzymatische Reaktionen inhibieren kann, wurde das Eluat nochmals zentrifugiert (10.000 x g, 1 min) und bis auf einen winzigen Rest am Boden des Reaktionsgefäßes in ein neues Reaktionsgefäß überführt.

2.6. DNA-Sequenzierung

Reagenzien:
- AmpliTaq-FS-Big-Dye-Terminator-Premix [Applied Biosystems]
- Primer (5 µM) [TIB MOLBIOL]
- EDTA (50 µM, pH 8,0) [Roth]
- Aqua dest.

Durchführung:
Der Sequenzierreaktionsansatz setzte sich aus 4 µl AmpliTaq-FS-Big-Dye-Terminator-Premix, 1 µl Primer, DNA (entweder 10 - 1000 ng PCR Produkt oder 200 - 250 ng

Plasmid) und Aqua dest. (Reaktionsvolumen 15 µl) zusammen. Das Amplifikationsprogramm war: 25 Zyklen: 10 s 96 °C, 5 s 50 – 60 °C (je nach Primer), 4 min 60 °C. Als Thermocycler wurde der GeneAmp 9600 [Applied Biosystems] verwendet. Nach erfolgter PCR wurde der Reaktionsansatz mit Aqua dest. auf 100 µl aufgefüllt und mit Ethanol präzipitiert. Das getrocknete Pellet wurde in 4 µl EDTA aufgenommen, 2 min auf 90 °C erhitzt und auf Eis gestellt. Die automatische Sequenzierung aus diesem Ansatz wurde mit dem ABI PRISM 310 Genetic Analyzer [Applied Biosystems] durchgeführt.

2.7. Agarosegelektrophorese

Reagenzien:
- Agarose [Life Technologies]
- 50 x TAE
    - 242 g Tris-Base [Roth]
    - 57,1 ml Eisessig [Roth]
    - 100 ml EDTA (500 mM, ph 8,0) [Roth]
    → ad 1 l Aqua. dest.
- Ethidiumbromid (0,5 %) [Serva]
- 10 x DNA-Probenpuffer
    - 200 mM EDTA (ph 8,2) [Roth]
    - 50 Vol-% Glyzin (87%) [Roth]
    - 0,25 % Bromphenolblau [Sigma]
    - 0,25 % Xylenzyanol [Sigma]
    → sterilfiltrieren
- 100 bp-Leiter [Life Technologies]

Durchführung:

Die Agarose wurde in einer Konzentration von 1,5 % in 1 x TAE durch Kochen gelöst, mit Ethidiumbromid (5µl von o. g. Stammlösung pro 100 ml) versetzt und in einen abgedichteten Gelschlitten gegossen, in welchem ein Gelkamm eingesetzt war. Nach dem Abkühlen und Erhärten wurde der Kamm gezogen und das Gel mitsamt dem Schlitten in eine Gelkammer gesetzt, in welcher der Laufpuffer (1 x TAE) das Gel vollständig bedeckte. Die mit DNA-Probenpuffer versetzten Proben wurden vorsichtig in die Geltaschen pipettiert. Als Marker wurde meist eine 100 bp-Leiter verwendet. Die elektrophoretische Auftrennung erfolgte bei 100 - 120 V [Electrophoresis Power Supply Model 493, ISCO] bis zur gewünschten Laufstrecke. Das sich in die Tertiärstruktur der Nukleinsäuren interkalierende Ethidiumbromid ermöglicht die Visualisierung der DNA bei 312 nm mit einem UV-Transilluminator [Fluo-Link, Vilber Lourmat]. Zur Dokumentation wurde eine Sofortbildkamera mit Anschluss an einen Computer verwendet [MP-4, Polaroid].

2.8. Quantitative Polymerasekettenreaktion

2.8.1. Das Prinzip der TaqMan- PCR

Neben den Primern gibt es bei dieser Methode die TaqMan-Sonde als dritten spezifischen Mitspieler im Rahmen der PCR-Amplifikation. Die PCR bedient sich der Nukleaseaktivität der Taq-Polymerase, um die TaqMan-Sonde während dieser Reaktion zu spalten. Die Sonde besteht aus einer zu der Zielsequenz komplementären Basensequenz. Am 5'-Ende ist sie mit dem Fluoreszenzfarbstoff FAM (6-Karboxi-fluoreszein), einem Fluoreszeinderivat, markiert; dieser Farbstoff fungiert als der Reporter. Am 3'-Ende ist die Sonde mit dem Farbstoff TAMRA (6-Karboxitetramethylrhodamin), einem Rhodaminderivat, markiert; dieser Farbstoff fungiert als der Quencher.

Während der Reaktion werden der Reporter und der Quencher voneinander getrennt, was eine vermehrte Fluoreszenz des Reporters zur Folge hat. Die Akkumulation des PCR-Produktes wird direkt durch einen Anstieg der Fluoreszenz des Reporters gemessen.

Wenn die Sonde intakt ist, wird durch die Nähe der beiden Farbstoffe die Fluoreszenz des Reporters unterdrückt. Im Fall, dass die gesuchte Basensequenz vorhanden ist, bindet die Sonde während der PCR spezifisch an den Einzelstrang der DNA zwischen den Bindungsstellen des Forward und des Reverse Primers. Die Spaltung der Sonde zwischen Quencher und Reporter mittels der nukleolytischen Aktivität der Taq-

Polymerase erfolgt nur im Fall, dass die Sonde zu der passenden Basensequenz hybridisiert. Die Teile der Sonde werden von der Angriffsstelle entfernt und die Polymerisation des Stranges kann fortgesetzt werden. Das 3'-Ende der Sonde ist blockiert, damit es nicht zu einer Verlängerung der Sonde während der PCR kommen kann. Dieser Prozess findet in jedem Zyklus statt und beeinflusst nicht die Akkumulation des PCR-Produktes. Nur wenn die Zielsequenz komplementär zu der Sonde ist und die Zielsequenz während der PCR amplifiziert wird, kommt es zu einem messbaren Anstieg des Fluoreszenzsignals.

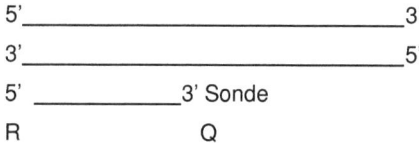

Abb. 2. Prinzip der Amplifikation bei der TaqMan-PCR, *R*: Reporter.*Q*: Quencher.

Reagenzien:

- Master Mix mit dNTP-Mix, Puffer, Dekontaminator, Anti-Taq-Gold-Polymerase [Applied Biosystems]
- Aqua dest.
- 5'-Primer
- 3'-Primer
- TaqMan-Sonde

Durchführung:

1 µl RT-Produkt wurde mit 12,5 µl Master Mix, 9,75 µl Aqua dest. 0,75 µl 5'-Primer, 0,75 µl 3'-Primer und 0,25 µl TaqMan-Sonde versetzt. Als Reaktionsgefäße wurden spezielle MicroAmp Optical Tubes mit entsprechenden MicroAmp Optical Caps [Applied Biosystems] verwendet. Als Negativkontrollen dienten PCR-Ansätze ohne RT-Produkt zum Ausschluss einer Kontamination mit Template sowie PCR-Ansätze mit RNA ohne Reverse Transkriptase - Reaktion zur Erkennung einer Kontamination mit genomischer DNA. Außerdem wurden die Primer, wann immer möglich, so gewählt, dass sie Intron-überspannend waren. Die Primer- Auswahl wurde mit Hilfe der „Primer Express" – Software [Applied Biosystems] durchgeführt. 1:2-Verdünnungsreihen mit codierender DNA (cDNA) aus den zu vermessenden Geweben (Lungengewebe, gewonnen während Lobektomie) dienten der Anfertigung von Standardkurven, welche das gesamte Messspektrum abdeckten und eine sehr geringe Streuung hatten ($r > 0,98$). Der besseren Vergleichbarkeit wegen wurden alle RT-Produkte im selben PCR-Lauf amplifiziert. Das Amplifikationsprogramm war: 1 Zyklus: 2 min 50 °C; 10 min 95 °C; 40 Zyklen 15 s 95 °C, 1 min 60 °C. Als Thermocycler wurde der ABI PRISM 7700 Sequence Detector [Applied Biosystems] verwendet, welcher eine Echtzeitanalyse der Amplifikation ermöglicht. Die Auswertung erfolgte durch die „Sequence Detection System-Software" [Applied Biosystems].

Im Rahmen der vorliegenden Arbeit wurden die oben genannten Primer und die folgende Sonden [TiB MOLBIOL] verwendet:

Für GAPDH: 5' – 6 FAM-CAAgCTTCCCgTTCTCAgCCXT p
Für NK_1-Rezeptor: 5' – 6 FAM – CCACGACAATCATCATTTTGACCACCXTTG p

Für NK$_2$-Rezeptor: 5' – 6 FAM – CAGCCATGTTTGTCAGCATCTACXTCCATGA p
Für NK$_3$-Rezeptor: 5' – 6 FAM – CACCATACGCCAGGGACCAGAGAGCXT p

2.8.2. Anpassen und Relationen der Werte

Um die Mittelwerte paralleler TaqMan-Läufe miteinander vergleichen zu können, wurden die erhaltenen Relativwerte durch Multiplikation mit einem entsprechenden Faktor aneinander angeglichen.

Sämtliche Messdaten wurden auf GAPDH bezogen. Da die Expression von GAPDH nahezu konstant ist (Housekeeping-Gen), kann es als interner Standart in Zellen der Säugetiere benutzt werden [27].

Die Ergebnisse wurden als Ratio zwischen der zu messenden cDNA und GAPDH ausgedrückt.

2.8.3. Statistische Auswertung

Unterschiede zwischen der Kontrollgruppe und der COPD-Gruppe wurden bei normaler Werteverteilung mittels Student t-Test sowie Mann-Whitney-U-Test durch den Vergleich der beiden jeweiligen Quotienten aus cDNA und GAPDH analysiert.

3 Ergebnisse

3.1. Patientenkollektiv

Die Patienten wurden anhand der oben genannten Kriterien in zwei Gruppen eingeteilt.

Tab. 2. Kontrollgruppe.

Nr.	m / w	Alter	FEV$_1$% IST	FEV$_1$% SOLL	Ist/Soll	Hauptdiagnose
8	m	32	84.0	81.0	103%	Belastungsasthma, starker Husten, eitriger Auswurf
15	m	55	76.7	77.3	99.2%	Metastasiertes BC li. zentral, Filiae re.
16	w	63	79.1	77.1	102.6%	V. a. Plattenepithel-CA., Suche nach dem Primärtumor, in der Lavage Pap IVa
21	m	64	85.7	75.7	113%	V. a. BC –Tumorsuche
25	w	73	77.8	75.4	103.2%	Unklarer Rundherd li.
29	m	73	92.8	74.1	125.2%	Ausschluss Malignom, Asbestose
34	m	71	82.8	74.6	111%	Ideopathische Lungenfibrose, DD: undifferenzierte Kollagenose, cANCA positiv
38	m	50	77.2	78.2	98.7%	3. Versuch der Tumorsicherung, Histologie bisher ohne CA-Befund, V. a. BC Mittellappen re.
41	m	77	69.4	73.3	94.6%	Adeno-CA des Kolons, Z. n. Hemikolektomie, V. a. BC li. OL
43	w	74	71.9	75.0	95.9%	Diabetes mellitus, Mamma-CA bds., Z. n. Mammaresektion re., Pleurakarzinose bds., Pleuraerguss
44	m		79.8	74.4	107.3%	Hiluslymphome
45	m	73	72.0	74.1	97.2%	V. a. Primärherd pulmonal li. dorsal oder re. zentral OL, Filiae Knochen und Haut
48	w	73	82.8	75.2	109%	Colon-CA OP '95, Lungenmetastase
49	w	42	78.4	81.1	96.6%	Schwerer Unfall mit Lungentrauma '96, Verlaufskontrolle
50	w	73	89.3	75.2	119%	V. a. Fibrose, Hypertonus
53	m	59	75.4	76.6	98.4%	Bronchopneumonie im UL, Tumorverdacht
56	m	76	74.2	73.5	101%	V. a. BC, sonst beschwerdefrei
57	m	69	74.5	74.8	99.6%	Raumforderung im li. Hauptbronchus

In die Kontrollgruppe wurden nur Patienten eingeschlossen, bei denen keine gravierenden Atemwegserkrankungen in der klinischen Vorgeschichte bestanden. Alle Patienten waren Nie-Raucher mit einer normalen Lungenfunktion.

In die Kontrollgruppe wurden 18 Patienten eingeschlossen, sechs Frauen und zwölf Männer. Das Alter der Patienten bewegte sich zwischen 32 und 77 Jahren (Mittelwert 61 Jahre). Der aus den FEV$_1$ Ist / Soll berechnete Quotient lag bei allen im Normalbereich und überschritt 94 %, der Durchschnittswert lag bei 104 %. Der Verdacht auf eine Neoplasie der Atemwege bzw. Kontrolle einer schon bestehenden malignen

Erkrankung waren bei 14 Patienten der Grund für die durchgeführte Bronchoskopie mit Entnahme der Schleimhautbiopsien.

Tab. 3. Patienten mit COPD.

Nr.	m / w	Alter	FEV_1% IST	FEV_1% SOLL	Ist/Soll	Hauptdiagnose
9	m	52	60.4	78.0	77.4%	Plattenepithel-CA li. zentral
10	m	77	67.3	73.3	91.8%	V. a. BC li. zentral, intrapulmonale Metastasen
17	m	63	58.2	75.9	76.6%	Adeno-CA re. parasternal, Kontrolle nach OP
18	w	56	74.4	79.2	93.9%	V. a. Lungenfibrose, seit 4 Jahren COPD
19	m	82	nicht vorhanden			V. a. BC re. Mittellappen, COPD
20	m	67	68.7	75.2	91.3%	V. a. BC re. UL, COPD
22	w	74	58.7	75.0	78.2	Z. n. UL-Resektion, Infiltrat re. OL
23	m	69	77.7	74.8	103.8%	Schwere COPD, Tumorsicherung bei V. a. BC im re. OL
24	m	57	35.5			V. a. COPD, Ausschluss BC
26	w	56	51.2	78.5	65.2%	V. a. BC zentral
27	w	66	62.6	76.6	81.7%	V. a. BC re., vergrößerte supraklaviculäre Lymphknoten
28	m	71	56.6	74.4	76.1%	Unklarer Auswurf, unklarer Befund re. OL
30	w	55	52.0	78.8	66%	Z. n. Pneumonie li. basal, Rundherd li. unten
31	m	57	nicht vorhanden			Diffuse Lungenerkrankung, trockener Husten, Luftnot
32	w	71	50.6	75.6	66.9%	Neu aufgetretener Herd li. OL., Z.n. Hemikolektomie
33	m	74	44.5	73.9	60.3%	V. a. BC peripher
35	m	66	55.6	75.3	73.8%	Abszendierender Tumor im Mittellappen
36	m	73	68.9	74.1	93%	V. a. BC
37	m	51	75.4	78.0	96.6%	V. a. BC re., Pleuraerguss, Metastasen (HWS, Becken)
39	m	61	54.4	76.2	71.4%	Z. n. OL-Resektion li.´99 wegen Adeno-CA. Tumorrezidiv li. UL
40	m	85	58.4	71.9	81.2%	Raumforderung re. OL bei operiertem Colon-CA, diffuse Filiae, primäres BC
42	m	65	51.4	75.5	68.1%	V. a. Pancoasttumor re. OL, Plexusmitbeteiligung
46	m	67	57.8	75.2	76.9%	UL-Resektion bei BC, Blasen-CA, KHK, Magenresektion
47	m	72	38.9	74.3	52.3%	COPD und Emphysem seit ´94, KHK
51	m	77	45.0	73.3	61.4%	Z. n. BC und oberer Bilobektomie. schwere COPD
52	w	70	68.6	75.8	90.5%	COPD, hyperreagibles Bronchialsystem
54	m	82	nicht vorhanden			V. a. BC re. zentral, respiratorische Insuffizienz, COPD
55	m	72	54.0	76.1	71.1%	V. a. BC, COPD
58	m	58	51.0	76.8	66.4%	BC li. zentral, chronische Bronchitis, COPD

In die Gruppe mit COPD wurden 29 Patienten eingeschlossen, sieben Frauen und 22 Männer. Der Einschluss in diese Gruppe erfolgte nach den unten genannten Kriterien. Das Alter der Patienten in dieser Gruppe bewegte sich zwischen 52 und 85 Jahren (Mittelwert 67 Jahre). Die FEV_1- Werte lagen im Mittel bei 77 %. Bei drei ambulanten Patienten waren diese Werte nicht bekannt. Bei 25 der 29 Patienten waren der Verdacht auf eine Neoplasie der Atemwege bzw. die Kontrolle einer schon bestehenden malignen Erkrankung der Grund für die durchgeführte Bronchoskopie mit Entnahme der Schleimhautbiopsien.

Tab. 4. Ein- und Ausschlusskriterien.

	Einschlusskriterien	Ausschlusskriterien
Kontrollgruppe	• Guter Allgemeinzustand des Patienten • Nie-Raucher • Keine gravierenden Atemwegserkrankung in der Vorgeschichte, BC ausgenommen • $FEV_1 \geq 90\ \%$	• Reduzierter AZ des Patienten • Raucher, auch Gelegenheitsraucher • Ex-Raucher • Tuberkulose, AIDS • Z. n. Chemotherapie • Z. n. Strahlentherapie • Therapie mit Steroiden • $FEV_1 \leq 90\ \%$
COPD-Gruppe	• Spirometrisch bzw. morphologisch nachgewiesene COPD • Bereits bestehende COPD in der Vorgeschichte des Patienten	• Akute Exazerbation • Häufige brochopulmonale Infekte in der Vorgeschichte • Tuberkulose, AIDS • Z. n. Chemotherapie • Z. n. Strahlentherapie • Therapie mit Steroiden

3.2. Histologisches Bild einer Schleimhautbiopsie

In dieser Arbeit untersuchten wir stecknadelkopfgroße Schleimhautbiopsien, die während der Bronchoskopie entnommen wurden. Um zu zeigen, dass es sich um intaktes Gewebe handelt und alle wichtigen Strukturen vorhanden sind, wurde eine der Biopsien von uns mikroskopiert.

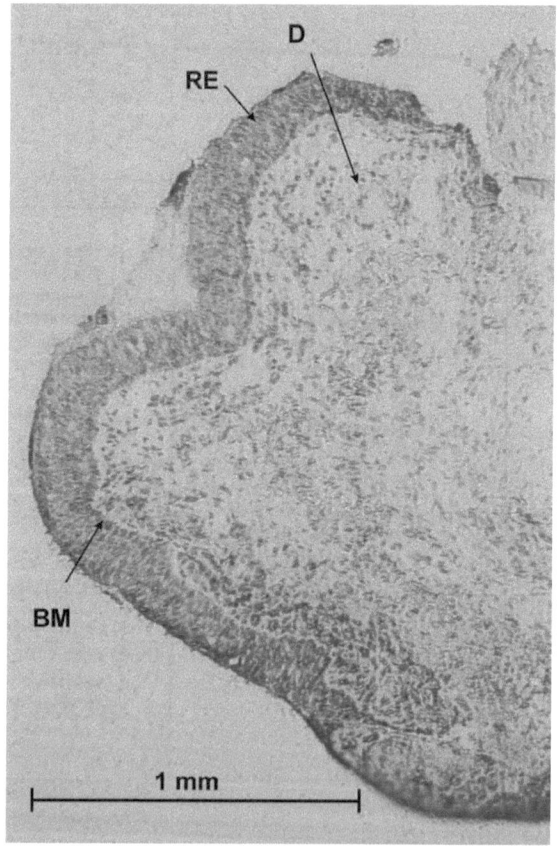

Abb. 3. Exemplarisches histologisches Bild einer Schleimhautbiopsie aus der Carina der Atemwege, HE - Färbung. **RE**: Respiratorisches Epithel. **BM**: Basalmembran. **D**: Drüsen.

3.3. Ergebnisse der qualitativen PCR

Mit Hilfe der RT-PCR wurden der NK_1-, der NK_2- und NK_3-Rezeptor in den Schleimhautbiopsien humaner Atemwege nachgewiesen. Für jeden der Neurokininrezeptoren wurden jeweils zwei Proben und eine Negativkontrolle gewählt. Das Transkriptionsprodukt für den NK_1-Rezeptor lag bei 121 bp, für den NK_2-Rezeptor bei 125 bp und für den NK_3-Rezeptor bei 119 bp.

Bei allen oben verwendeten Proben wurde ein eindeutiges und starkes Signal für das jeweilige PCR-Produkt gefunden. Bei den Negativkontrollen zeigte sich keine Amplifikation.

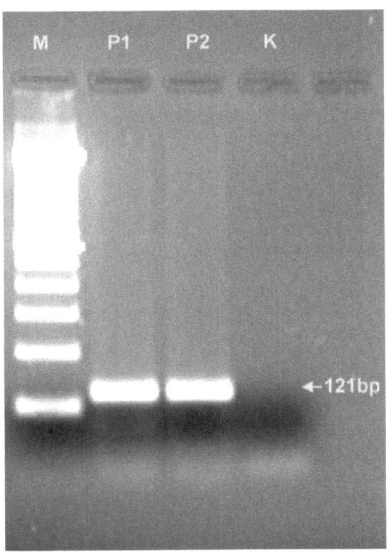

*Abb. 4. Agarosegel mit der Expression des NK_1-Rezeptors in Schleimhautbiopsien humaner Atemwege. **M**: 100 bp – Leiter als Marker. **P1**: Patient 1. **P2**: Patient 2. **K**: Negativkontrolle.*

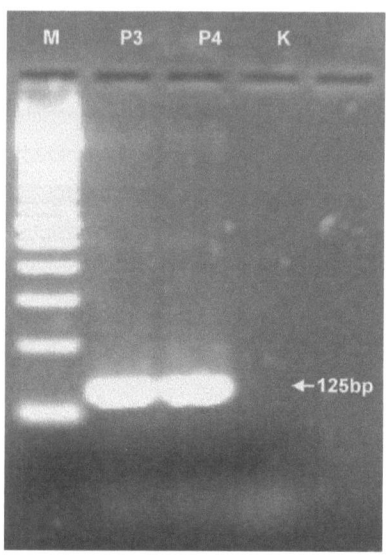

Abb. 5. Agarosegel mit der Expression des NK_2-Rezeptors in Schleimhautbiopsien humaner Atemwege.
M: 100 bp – Leiter als Marker. **P3**: Patient 3. **P4**: Patient 4. **K**: Negativkontrolle.

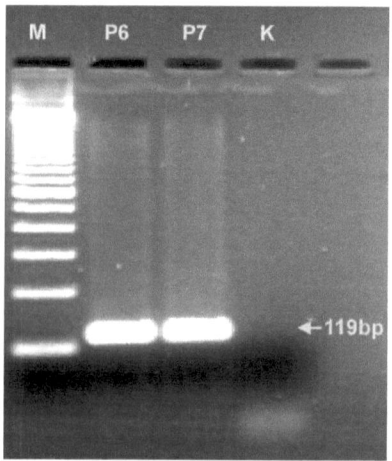

Abb. 6. Agarosegel mit der Expression des NK_3-Rezeptors in Schleimhautbiopsien humaner Atemwege.
M: 100 bp – Leiter als Marker. **P6**: Patient 6. **P7**: Patient 7. **K**: Negativkontrolle.

3.4. Ergebnisse der quantitativen PCR

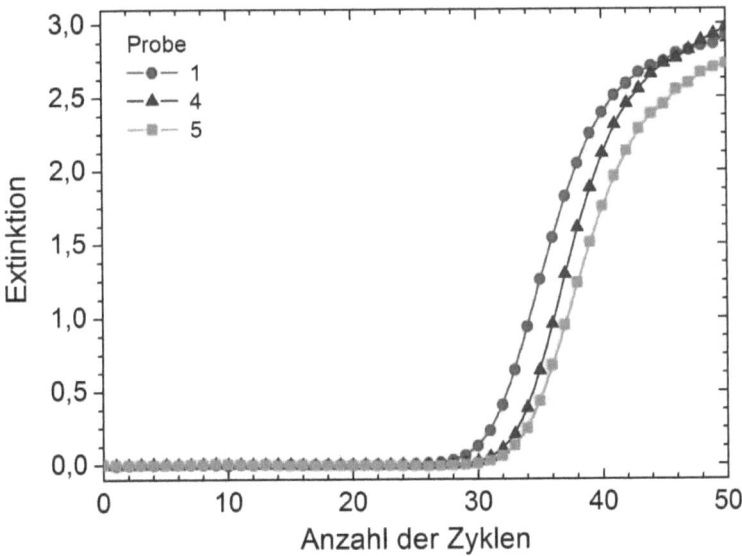

Abb. 7. Real-time-PCR mit mRNA-Expression des NK_3-Rezeptors
Zur quantitativen Bestimmung der mRNA-Expression von NK-Rezeptoren wurde eine Real-time-PCR durchgeführt. Jede Kurve stellt die Amplifikation einer einzelnen Probe aus der Patientengruppe mit COPD dar. Je früher die logarithmische (lineare) Phase erreicht ist, umso niedriger ist der CT-Wert und umso höher ist der Expressionslevel des untersuchten Gens.

Um quantitative Veränderungen in der mRNA-Expression der Tachykininrezeptoren zu messen, wurden die Gewebeproben der COPD-Patienten und der Kontrollgruppe mittels Real-time-PCR untersucht. Für alle drei Tachykininrezeptoren wurden zur Sicherung der Reproduzierbarkeit jeweils mindestens drei Läufe durchgeführt. Die Fluoreszenzintensität für jede Amplifikation wurde durch die Intensität der GAPDH-Expression dividiert. Anschließend wurden die erhaltenen Ergebnisse durch Multiplikation mit einem Faktor auf eine einheitliche Größenordnung angepasst, um die Relativwerte besser miteinander vergleichen zu können.

Expression des NK_1-Rezeptors

Der Mittelwert, der aus drei reproduzierbaren RT-PCR-Läufen berechnet wurde, lag in der COPD-Gruppe bei 279 und in der Kontrollgruppe bei 250. Der Standardfehler betrug in der COPD-Gruppe ± 56 und in der Kontrollgruppe ± 68. Im Gegensatz zu der Expression des NK_2-Rezeptors (Abb. 9) und des NK_3-Rezeptors (Abb. 10) zeigten die Real-time-PCR-Läufe beim NK_1-Rezeptor keinen signifikanten Unterschied der Expressionshöhe zwischen den beiden Gruppen.

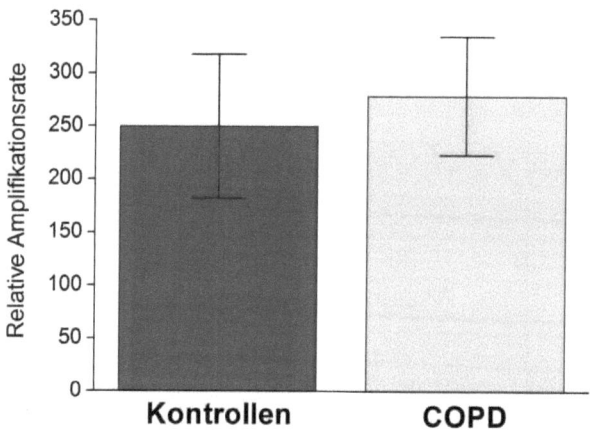

Abb. 8: Quantitative Expression des NK_1-Rezeptors bei COPD-Patienten und in der Kontrollgruppe.

Expression des NK$_2$- Rezeptors

Beim NK$_2$-Rezeptor lag der Mittelwert in der COPD-Gruppe bei 113 ± 22 und in der Kontrollgruppe bei 258 ± 70. Bei Patienten mit COPD wurde eine signifikant niedrigere Expression des NK$_2$-Rezeptors im Vergleich zur Kontrollgruppe festgestellt (p < 0.05).

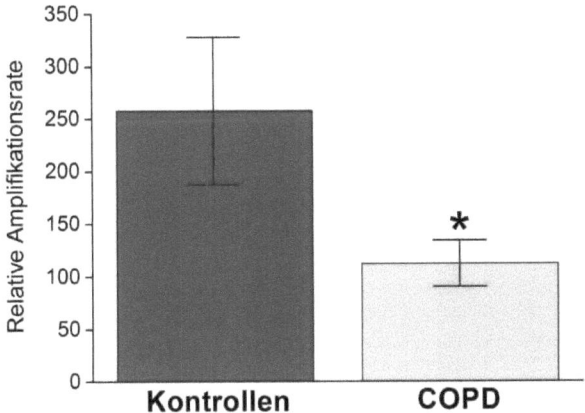

Abb. 9. Quantitative Expression des NK$_2$- Rezeptors bei COPD-Patienten und in der Kontrollgruppe.

Expression des NK$_3$-Rezeptors

Beim NK$_3$-Rezeptor lag der Mittelwert in der COPD-Gruppe bei 41 ± 13 und in der Kontrollgruppe bei 500 ± 288. In der COPD-Gruppe wurde somit ein signifikant geringerer Expressionsspiegel des NK$_3$-Rezeptors im Vergleich zu nichtrauchenden Kontrollen festgestellt ($p < 0.05$).

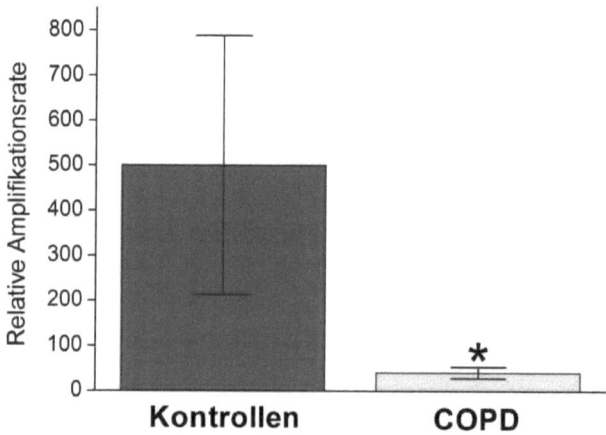

Abb. 10. Quantitative Expression des NK$_3$-Rezeptors bei COPD-Patienten und in der Kontrollgruppe.

4 Diskussion

Gegenstand der vorliegenden, vergleichenden Experimentalstudie ist die Untersuchung der Expression und Regulation von Tachykininrezeptoren in humanen Atemwegen. Ausgangsmaterial für unsere Untersuchungen waren im Rahmen einer Bronchoskopie gewonnene Schleimhautbiopsien von Patienten mit COPD. Als Referenzmaterial stand Lungengewebe von Patienten mit einer normalen Lungenfunktion zur Verfügung. In allen gewonnenen Gewebeproben beider Patientengruppen wurde mit Hilfe der TaqMan - PCR eine quantitative Analyse der Expression der drei Tachykininrezeptoren (NK_1-R, NK_2-R und NK_3-R) durchgeführt.

Kernaussage der vorliegenden Studie ist, dass es bei der Gruppe von Patienten mit COPD im Vergleich zu den Patienten der Kontrollgruppe zu einer signifikanten Downregulation der Expression sowohl des NK_2-Rezeptors ($p < 0,05$) als auch des NK_3-Rezeptors ($p < 0,05$) kommt. Bei der Untersuchung des NK_1-Rezeptors wurde jedoch kein signifikanter Unterschied des Expressionslevels zwischen den zwei untersuchten Gruppen nachgewiesen.

4.1. Methodenkritik

Im Rahmen der Diskussion der Studienergebnisse bleibt anzumerken, dass die Proben der Kontrollgruppe nicht von völlig gesunden Patienten stammen können, da die Bronchoskopie ein invasiver medizinischer Eingriff ist und somit die Probennahme bei völlig gesunden Patienten aus ethischen Gründen nicht vertretbar ist. Dennoch ergibt sich bei unserer Studie eine repräsentative Einteilung der Patientengruppen, weil wir durch eindeutig definierte Ein- und Ausschlusskriterien klar unterscheidbare Patientengruppen gebildet haben. Es gibt eine große Diskrepanz zwischen der Innervation mit Tachykinin-sensiblen Nervenfasern im murinen und humanen Atemwegssystem. Da wir die pathophysiologischen Zusammenhänge an humanen Atemwegen in vivo untersuchen wollten, wurde von uns das oben beschriebene Studiendesign gewählt.

Bei der Diskussion und Interpretation der vorliegenden Ergebnisse sind wir uns darüber im Klaren, dass, um eine vollständige Aussage über Expression und Regulation der Tachykininrezeptoren treffen zu können, sowohl die Transkriptions- (RNA-Ebene) als auch die Translationsebene (Proteinebene) untersucht werden sollten. Die Untersuchung der Tachykininrezeptoren auf Proteinebene war bei unserer Studie aber deshalb nicht möglich, weil es sich bei dem uns zur Verfügung stehenden Material um einzelne stecknadelkopfgroße Schleimhautbiopsien aus humanen Atemwegen handelt, so dass das Material zwar für etliche PCR-Läufe ausreichte, nicht jedoch für eine Proteinextraktion und Western Blots.

4.2. Zigarettenrauch und Tachykinine

Seit mehreren Jahren ist bekannt, dass Tachykinine wie z. B. SP, NKA und NKB und deren Rezeptoren eine wichtige Rolle im Rahmen chronisch entzündlicher Erkrankungen wie z. B. Asthma, chronische Bronchitis und COPD spielen. Im humanen Lungengewebe wurde die Existenz von Tachykininen und Tachykininrezeptoren bereits gezeigt [39,42]. In einer umfangreichen Studie konnten Mapp und Kollegen NK_1- und NK_2-Rezeptoren in vielen Strukturen der zentralen Atemwege – in der glatten Muskulatur, in Drüsen und Pulmonalarterien nachweisen [63].
Aus frühen Arbeiten der neunziger Jahre ist ebenfalls bekannt, dass Tachykinine in kleinen Zellkörpern (vorwiegend C-Fasern) der sensorischen Neuronen im Ganglion nodosum, im Ganglion jugulare sowie in den Hinterstrangganglien synthetisiert werden. Sie werden zu terminalen Nervenendigungen transportiert und dort gespeichert. Durch geeignete chemische oder mechanische Stimuli kommt es zu einer Aktivierung der chemosensiblen C-Fasern und somit zu einer Freisetzung von Tachykininen aus den terminalen Nervenendigungen mit der bereits beschrieben neurogen vermittelten Entzündung und anderen durch Tachykinine vermittelten Effekten [55]. Die chronische Exposition gegenüber Zigarettenrauch stellt bei den Atemwegserkrankungen einen bedeutenden chemischen Stimulus dar, der im humanen Lungengewebe zur Freisetzung von den oben genannten Neurotransmittern führt [57] und somit einen bedeutenden Beitrag zu der Ausbildung von chronisch entzündlichen Erkrankungen der Atemwege leistet.

Heute wird die Inhalation von Zigarettenrauch als einer der bedeutendsten Risikofaktoren für die Entwicklung einer chronisch obstruktiven Erkrankung der Atemwege angesehen [47]. Bei dem hohen Prozentsatz von Personen, die im täglichen Leben dem Zigarettenrauch ausgesetzt sind, ist es von außerordentlichem medizinischem Interesse, den Einfluss der chronischen Exposition gegenüber Zigarettenrauch auf die Synthese der Neurotransmitter zu untersuchen.
In letzter Zeit sind zu dieser Thematik mehrere Experimente an Tiermodellen durchgeführt worden. An Meerschweinchen konnten Kwong et al. zeigen, dass nach chronischer Exposition der Versuchstiere gegenüber Zigarettenrauch die Konzentration der Substanz P im Bronchialgewebe im Vergleich zu nicht exponierten Tieren erhöht ist.

Die gesteigerte Antwort auf die chronische Exposition gegenüber Zigarettenrauch wurde durch die Vorbehandlung der Tiere mit CP-99994 und mit SR-48968, den Tachykininrezeptorantagonisten für NK_1-R bzw. NK_2-R, aufgehoben. Zusätzlich führte die chronische Inhalation von Zigarettenrauch zu einer vermehrten Tachykininsynthese im Lungengewebe sowie zu einer erhöhten Sensibilität der Atemwege gegenüber dem Neurotoxin Capsaicin. Im gleichen Experiment wurde nach einer längeren Exposition der Tiere gegenüber Zigarettenrauch im Vergleich zur Kontrollgruppe eine erhöhte Expression von b-preprotachykinin (PPT)-mRNa in den Neuronen der jugulären Ganglien beobachtet [54]. PPT stellt eine Splicevariante des PPT-A Gens dar. Dieses Gen kodiert für die Tachykinine SP und NKA, daher ist die Upregulation des PPT-Gens gleichzeitig ein indirekter Nachweis für die gesteigerte Tachykininsynthese in den Neuronen der Tiere als Antwort auf die chronische Exposition gegenüber Zigarettenrauch.

Die Neurone der jugulären Ganglien sind, wie aus früheren Arbeiten bekannt ist, für die Innervation der Lunge und der gesamten Atemwege verantwortlich [55].

Anhand dieser Daten ist es wahrscheinlich, dass die durch die chronische Exposition gegenüber einem Agens induzierte Überempfindlichkeit der Atemwege in enger Beziehung zu einer erhöhten Synthese der Substanz P und zu einer erhöhten Freisetzung von Substanz P aus den terminalen Nervenendigungen der C-Fasern steht. Diese Hypothese wird auch durch andere Tierexperimente unterstützt, bei denen die Entzündung der Atemwege nicht durch die chronische Inhalation von Zigarettenrauch, sondern durch die Exposition der Tiere gegenüber Ovaalbumin hervorgerufen wurde. In diesen Arbeiten wurde bei Meerschweinchen mit inflammatorischen Atemwegen ein im Vergleich zu gesunden Tieren signifikanter Anstieg der mRNA-Expression von PPT-A im Ganglion nodosum beobachtet [30].

Die Ergebnisse dieser und weiterer Studien legen nahe, dass es in entzündlichen Atemwegen neben einer erhöhten Freisetzung der Tachykinine im Respirationstrakt auch zu einer vermehrten Synthese von Tachykininen in den für die Atemwege verantwortlichen Neuronen, kommt (Upregulation). Eine längerfristige Inhalation von Zigarettenrauch führt zu einer erhöhter Tachykininfreisetzung aus den sensiblen Nervenendigungen in den aktivierten Atemwegen und leistet somit einen Beitrag im Rahmen der Ausbildung der Überempfindlichkeit der Atemwege.

Unter Berücksichtigung dieser Ergebnisse und mit der Gewissheit, dass die Inhalation von Zigarettenrauch einer der bedeutendsten Risikofaktoren für die Entwicklung von chronisch entzündlichen Erkrankungen der Atemwege ist, wird ersichtlich, dass es weiterer wissenschaftlicher Arbeiten bedarf, um den exakten Zusammenhang zwischen der chronischen Exposition gegenüber Zigarettenrauch und der Regulation der Tachykininproduktion zu verstehen. Durch eine erhöhte Tachykininsynthese in den für die Atemwege verantwortlichen Neuronen und durch eine erhöhte Freisetzung der Tachykinine in den Atemwegen, die mitunter durch die langjährige Exposition gegenüber Zigarettenrauch induziert werden, nehmen Tachykinine eine bedeutende Rolle im Zusammenspiel mehrerer Faktoren bei der Entstehung der Überempfindlichkeit der Atemwege und somit bei der Entstehung chronisch entzündlicher Erkrankungen wie COPD ein.

4.3. Expression und Regulation der Tachykininrezeptoren

Eine Möglichkeit, die Wirkmechanismen, Zusammenhänge und verschiedenen Effekte der Tachykinine und deren Rezeptoren zu verstehen, bieten Experimente mit Tachykininrezeptorantagonisten. Während Studien, die sich mit der chronischen Exposition gegenüber Zigarettenrauch befassen, nur auf Tiermodelle beschränkt sind, werden auf diesem Forschungsgebiet klinische Studien mit Patienten mit chronisch entzündlichen Atemwegen durchgeführt.

Im Hinblick auf die Entwicklung einer neuen Substanzklasse, welche die durch die Tachykinine vermittelten Wirkungen abschwächen bzw. aufheben würde, könnten sich für Patienten mit einer chronisch entzündlichen Erkrankung, wie z. B. COPD oder Asthma bronchiale, völlig neue Therapieoptionen ergeben.

In den letzten Jahren sind vor allem mit Asthmapatienten zu diesem Thema viele klinische Studien durchgeführt worden. Folgende Substanzen und deren Wirkung auf die Bronchokonstriktion wurden untersucht: FK244, ein zyklisches Peptid, Antagonist für den NK_1- und den NK_2-Rezeptor [41,58]; CP-99,994, ein Nichtpeptid, Antagonist für den NK_1-Rezeptor [29] und FK888, ein Peptid, Antagonist für den NK_1-Rezeptor [36]. Bei keiner der genannten Studien konnte ein signifikanter Effekt auf die Konstriktion in den Atemwegen bzw. eine Verbesserung der Lungenfunktionsparameter bei Asthmapatienten gezeigt werden.

In zwei unterschiedlichen, voneinander unabhängig durchgeführten Studien wurde die Wirksamkeit einiger Tachykininrezeptorantagonisten für den NK_2-Rezeptor in den Atemwegen untersucht. Es wurden SP 48968 (Saredutant) und MEN11420 (Nepadutant) verwendet. Die Gabe von 100 mg per os SP 48968 führte zu einer signifikanten Inhibition der NKA-vermittelten Bronchokonstriktion mit einer im Durchschnitt 3-5-fachen Verschiebung der Dosis- Antwort- Kurve für NKA nach rechts [80]. In der zweiten Studie hatte die neuntägige Behandlung von Asthmapatienten mit Saredutant keinen Effekt auf die Lungenfunktionsparameter bzw. die Antwort des Bronchialsystems auf Adenosin [49].

Demgegenüber steht die Arbeit von Joos und Kollegen. Nach der intravenösen Gabe von 2 und 8 mg MEN11420 wurde von den Wissenschaftlern eine ähnliche

Verschiebung der Dosis- Antwort- Kurve nach rechts wie in der oben erwähnten Studie festgestellt [44].

Lange war man der Überzeugung, dass nur NK_2-Rezeptoren an der Bronchokonstriktion der isolierten humanen Atemwege beteiligt sind. In den letzten Jahren konnte jedoch in weiteren in vitro - Studien an Bronchien mit einem kleinen Durchmesser (ca. 1 mm) und an isolierten humanen Bronchien mittlerer Größe gezeigt werden, dass auch über die NK_1-Rezeptoren ein Teil der Bronchokonstriktion vermittelt wird [5].
Im Weiteren wird die Überlegung, dass auch NK_1-Rezeptoren an der Tachykinin-vermittelten Bronchokonstriktion beteiligt sind, durch die Ergebnisse einer 2004 durchgeführten pharmakologischen Studie gestützt: Hierbei wurde die Wirksamkeit eines neuen dualen Antagonisten für den NK_1/NK_2-Rezeptor mit der Bezeichnung DNK333A untersucht. In dieser Studie mit Asthmapatienten hat DNK333A bei 15 von 18 untersuchten Patienten die durch Neurokinin A vermittelte Bronchokonstriktion verhindert. Die Dosis-Antwort-Kurve für inhaliertes NKA wurde durch DNK333A signifikant nach rechts verschoben [45].

Die hier zusammengefassten Ergebnisse lassen demnach die Hypothese zu, dass sowohl der NK_1- als auch der NK_2-Rezeptor blockiert werden müssen, um einen Effekt auf die Tachykinin-vermittelte Kontraktion der Bronchien zu erzielen. Dies könnte auch zum Teil die bisher unzureichende Wirkung der pharmazeutischen Rezeptorantagonisten erklären.
Da sowohl Studien mit Tachykininrezeptorantagonisten existieren, die einen Effekt dieser Substanzen demonstrieren, als auch Studien ohne signifikante Wirkung der Pharmaka auf die Bronchokonstriktion präsentiert werden, ist die exakte Erklärung für diesen Effekt der Tachykinine in humanen Atemwegen bisher nicht gefunden worden, und es bedarf weiterer Studien mit diesen und ähnlichen Substanzen, um deren Einflüsse auf die Konstriktion der Bronchien besser verstehen zu können.
Im Vergleich zu den zahlreichen Studien mit Asthmapatienten gab es in den letzten Jahren nur wenige Studien, die sich mit den Tachykininen und deren Rezeptoren bei Patienten mit einer COPD beschäftigten.

Die vorliegende Arbeit ist, soweit uns bekannt ist, die erste vergleichende Experimentalstudie bei Patienten mit einer chronisch obstruktiven Lungenerkrankung, in der anhand quantitativer Analysen aus Schleimhautbiopsien der humanen Atemwege die Regulation und Expression des NK_1-, NK_2- und NK_3-Rezeptors untersucht wurden.

In unserer Studie wurde, in Übereinstimmung mit Arbeiten anderer Gruppen [10,63], die Expression der Tachykininrezeptoren NK_1 und NK_2 bei Patienten mit COPD in Bronchialbiopsien der humanen Atemwegen bestätigt.

In der von uns vorgelegten Arbeit wurde eine Veränderung des Expressionslevels des NK_2- und des NK_3-Rezeptors bei Patienten mit COPD im Vergleich zu der nierauchenden Kontrollgruppe nachgewiesen; in unserer Studie wurde zwischen den genannten Gruppen jedoch keine Veränderung der Expression des NK_1-Rezeptors beobachtet.

4.3.1. Expression und Regulation des NK_1- Rezeptors

Die Ergebnisse der wenigen Studien, die bisher zur Expression und Regulation von Tachykininrezeptoren in humanen Atemwegen veröffentlicht wurden, sind vor allem bezüglich der Regulation des NK_1-Rezeptors sehr kontrovers.

Zum einen gibt es eine Reihe von Arbeiten, bei denen keine Veränderung des Expressionslevels des NK_1-Rezeptors beobachtet wurde. So sahen Reynolds und Kollegen bei der Analyse von Bürstenbiopsien, die von Rauchern mit einer chronischen Bronchitis mit nachgewiesener Obstruktion und von Nichtrauchern mit einer normalen Lungenfunktion gewonnen wurden, keinen Unterschied der Expression des NK_1-Rezeptors [74].

In Arbeiten von Mapp und Kollegen wurde mit Hilfe von immunhistochemischen Methoden Gewebe aus den zentralen Atemwegen von Nichtrauchern, asymptomatischen Rauchern, Patienten mit chronischer Bronchitis und normaler Lungenfunktion sowie von Patienten mit chronischer Bronchitis mit einer chronischen Obstruktion vergleichend untersucht. In diesen Arbeiten wurde ebenfalls kein Unterschied bei der Expression des NK_1-Rezeptors zwischen den vier untersuchten Gruppen nachgewiesen [63].

In einer weiteren Studie verglichen Lucchini und Kollegen die Anzahl SP-reaktiver Nervenfasern in mukösen Drüsen von Patienten mit einer chronischen Bronchitis und von gesunden Patienten. Auch in dieser Arbeit wurde keine signifikante Veränderung zwischen den beiden Patientengruppen festgestellt [53].

Dem gegenüber stehen Arbeiten, in denen eine Veränderung des Expressionslevels des NK_1-Rezeptors bei Patienten mit COPD beobachtet wurde. Bai und Kollegen haben in membranösen Lungenanteilen von Patienten mit COPD im Vergleich zu Rauchern ohne Obstruktion eine signifikante Downregulation der Expression des NK_1-Rezeptors festgestellt [10]. Da Bai et al. eine Upregulation der Tachykininrezeptoren in entzündeten humanen Atemwegen bei Asthmapatienten und Rauchern vermutet hatten, nahmen sie gleichzeitig auch bei stärker angegriffenen Atemwegen der Raucher mit einer chronischen Obstruktion im Vergleich zu den Atemwegen der Raucher ohne Obstruktion, eine Upregulation der Tachykininrezeptoren an. Die festgestellte Downregulation des NK_1-Rezeptors bei Patienten mit COPD war daher unerwartet.

Dieses überraschende Ergebnis bei Patienten mit COPD haben die Autoren mit der Hypothese erklärt, dass es in entzündeten humanen Atemwegen mit chronischer Obstruktion zu einer Zunahme der Tachykininfreisetzung aus sensorischen Neuronen kommt und dass daraus eine Downregulation der Gentranskription des NK_1-Rezeptors resultiert, quasi als eine negative Feedback-Reaktion.

Die Ergebnisse der australischen Gruppe um Reynols und Scicchitano unterstützen diese Hypothese. Auch sie nehmen an, dass es bei Rauchern mit COPD zu einer Hochregulation der Tachykininproduktion wie z. B. Substanz P kommt. In ihrer Studie wiesen sie im Epithel aus Bürstenbiopsien von Patienten mit chronischer Bronchitis (mit teilweise nachgewiesenen Obstruktion der Atemwege), im Vergleich zu Proben von nichtrauchenden Patienten ohne Obstruktion, eine 10-fach erhöhte Expression der Preprotachykinin- A-mRNA nach [74]. Da dieses Gen für die Tachykinine SP und NKA kodiert, wurde in dieser Arbeit indirekt eine Hochregulation der Tachykininproduktion nachgewiesen.

Ebenfalls bemerkenswert sind in diesem Zusammenhang die Arbeiten von Tomaki und Ichinose. Von ihnen wurde der Gehalt an Substanz P im Sputum vom Patienten mit COPD und Asthma untersucht. In ihrer vergleichenden Studie wurde nach Provokation der Atemwege durch einer hypertone Lösung im Sputum der Patienten ein signifikant höherer Spiegel an Substanz P im Vergleich zu Proben gesunder Kontrollen, beobachtet. Der bei Patienten mit chronischer Bronchitis und Asthma ermittelte Substanz P - Spiegel war im Vergleich zu der Kontrollgruppe 15-25-fach erhöht. In ihrer Studie konnten die Autoren ebenfalls zeigen, dass der SP-Spiegel mit dem Index der Atemwegsobstruktion, der forcierten expiratorischen Einsekundenkapazität, korreliert [78].

Aus den Ergebnissen der präsentierten kontroversen Studien, die zur Expression und Regulation des NK_1-Rezeptors in humanen Atemwegen veröffentlicht wurden, ergibt sich bezüglich der Expression jedoch kein einheitliches Bild.

Es ist denkbar, dass die verminderte Expression des NK_1-Rezeptors mit einer wenig protektiven Schleimbarriere zusammenhängt. Demnach würde die verminderte Expression des NK_1-Rezeptors mit einem erhöhten Verletzungsrisiko der Atemwege einhergehen und die Ausbildung einer Atemwegsobstruktion begünstigen.

Da sich die Wirkung der Tachykinine über ihre Rezeptoren entfaltet, könnte man annehmen, dass eine Downregulation der Tachykininrezeptoren im Sinne eines negativen Feedbacks als protektive Maßnahme des Körpers vor der bereits beschriebenen Wirkung der Neurokinine (Bronchokonstriktion, Mukusproduktion, Plasmaextravasation) zu Stande kommt.

Eine weitere, diskutierte Erklärung für die verminderte Expression des NK_1-Rezeptors könnte die durch die starke Entzündung der Atemwege bei COPD hervorgerufene Gewebszerstörung sein.
Bei den hier präsentierten Experimenten wurde die exprimierte Menge an Gewebe auf die gesamte Menge der bei der Präparation gewonnenen RNA bezogen. Um die verminderte Expression des NK_1-Rezeptors mit der einhergehenden Gewebszerstörung zu erklären, müsste man demnach annehmen, dass es bei der im Rahmen der COPD vorherrschenden Entzündung zu einer selektiven Zerstörung von Zellen mit Tachykininrezeptoren kommt, was aller Erfahrung nach wenig plausibel erscheint. Außerdem findet bei Patienten mit einer fortgeschrittenen COPD die Gewebszerstörung bzw. der fibrotische Umbau des Gewebes zum größten Teil distal der terminalen Bronchiolen statt [75]. Unser Untersuchungsmaterial stammt jedoch aus den zentralen Atemwegen, so dass eine Gewebszerstörung nicht anzunehmen ist.

Wie bereits beschrieben, wurde in mehreren Arbeiten kein signifikanter Unterschied der Expressionshöhe des NK_1-Rezeptors bei Patienten mit COPD und Nichtrauchern festgestellt. In den hier präsentierten Studien wurden jedoch bei Rauchern auf der Transkriptionsebene eine gesteigerte Tachykininsynthese sowie eine erhöhte Freisetzung der Tachykinine aus den terminalen Nervenendigungen nachgewiesen. Man könnte daher postulieren, dass bei dieser Patientengruppe eher eine erhöhte Tachykininfreisetzung mit einer gesteigerten Expression der Tachykinine als eine Veränderung des Expressionslevels des NK_1-Rezeptors für die durch Tachykinine vermittelte Wirkung in den lokalen Atemwegen von Patienten mit COPD ursächlich ist.

Eine weitere mögliche Erklärung dafür, dass keine signifikante Veränderung der Expression des NK_1- Rezeptors zwischen den beiden Gruppen nachgewiesen wurde, könnte die relativ große Bandbreite der FEV_1-Werte in der Gruppe der COPD-Patienten bieten. In unserer Studie wurden Patienten mit COPD mit spirometrisch nachgewiesener Obstruktion untersucht, es ist daher nicht auszuschließen, dass der

Einschluss von Patienten mit mäßiger Obstruktion zu den oben genannten Ergebnissen beigetragen hat.

In vivo werden Tachykinine durch die neurale Endopeptidase (NEP) degradiert und inaktiviert [37,79] und zu einem kleinen Teil durch ACE [77]. NEP ist eine membrangebundene Metallopeptidase, die in den Atemwegen vorwiegend an der Oberfläche der Epithelzellen lokalisiert ist. Zusätzlich kommt sie in glatten Muskelzellen der Atemwege, in submukösen Speicherzellen und Fibroblasten vor; an diesen Stellen sind auch die Tachykininrezeptoren lokalisiert. Aus diesem Grund wurde eine Kolokalisation der Tachykininrezeptoren und der Peptidase angenommen und daraus resultierend eine Konkurrenz beider um eine agonistische Bindung postuliert. Unter diesem Gesichtspunkt ist das Expressionsverhalten von NEP in chronisch entzündlichen Erkrankungen des Respirationstraktes von großem Interesse.

Reynolds und Kollegen untersuchten die Expression von NEP im Atemwegsepithel von Patienten mit chronischer Bronchitis und gesunden Kontrollen. Die Wissenschaftler fanden keinen Unterschied des Expressionslevels zwischen den untersuchten Gruppen, obwohl bekannt ist, dass durch die chronische Exposition gegenüber Zigarettenrauch die Aktivität der NEP reduziert [26] und dadurch die Anzahl der zur Verfügung stehenden Tachykinine erhöht wird. Eine Downregulation der Peptidase scheint bei Patienten mit einer chronischen Bronchitis aber keine Rolle zu spielen.

Ebenfalls bekannt ist, dass auch eine medikamentöse Therapie Einfluss auf die Expression der Tachykininrezeptoren haben kann. So wurde z. B. von Adcock und Kollegen im Lungengewebe von Asthmapatienten eine erhöhte Expression des NK_1-Rezeptors im Vergleich zu Gewebe aus gesunden Lungen beobachtet. Unter der Behandlung der Asthmapatienten mit Glukokortikoiden kam es zu einer signifikanten Downregulation des NK_1-Rezeptors. Die Autoren konnten zeigen, dass die Downregulation des NK_1-Rezeptors in diesem Fall ursächlich auf die Therapie mit Glukokortikoiden zurückzuführen war [3].

Glukokortikoide sind bei der Dauertherapie von Asthma, nicht aber bei der Therapie von Patienten mit einer chronischen obstruktiven Bronchitis Mittel der ersten Wahl. Da diese Medikamente bei Behandlung von vielen anderen Krankheiten eingesetzt werden, wurden in die vorliegenden Studie Patienten mit einer Dauertherapie und chronisch kranke Patienten nicht eingeschlossen. Es kann somit ausgeschlossen werden, dass der Expressionslevel des NK_1-Rezeptors durch Glukokortikoide beeinflusst wurde.

Zusammenfassend muss festgestellt werden, dass es bis jetzt kein befriedigendes Modell zur Erklärung der Expression und der Regulation des am meisten in den humanen Atemwegen verbreiteten NK_1-Rezeptors gibt und dass die publizierten Untersuchungen zum Expressionsverhalten widersprüchlich sind. Es bedarf offenbar weiterer detaillierter Arbeiten mit größeren Fallzahlen, um die genaue Bedeutung dieses Tachykininrezeptors im Rahmen von chronisch entzündlichen Krankheiten mit Obstruktion der Atemwege zu verstehen.

4.3.2. Expression und Regulation des NK_2-Rezeptors

Bei der Untersuchung entzündlicher Atemwegserkrankungen wurde anfänglich dem NK_2-Rezeptor eine eher weniger bedeutende Rolle zugesprochen. Diese Einschätzung hat sich gravierend geändert, seitdem vor allem nach Arbeiten von Mapp und Kollegen bekannt ist, dass NK_2-Rezeptoren auch in bronchialen Myoepithelzellen exprimiert werden. Myoepithelzellen befinden sich im Lungengewebe vor allem in der Nähe von bronchialen Drüsen, und es ist daher sehr wahrscheinlich, dass die NK_2-Rezeptoren eine Funktion bei Prozessen, die mit einer erhöhten Schleimproduktion einhergehen, haben [63].

Sowohl über die Regulation als auch über die Expression des NK_2-Rezeptors ist überraschend wenig bekannt.
In der vorliegenden vergleichenden Experimentalstudie wurde bei Patienten mit einer chronisch obstruktiven Lungenerkrankung (COPD) im Vergleich zu Kontrollen mit einer normalen Lungenfunktion eine signifikante Downregulation des NK_2-Rezeptors ($p<0,05$) nachgewiesen. Der Expressionslevel des Tachykininrezeptors wurde aus Schleimhautbiopsien zentraler humaner Atemwege mit Hilfe der Real-time-PCR quantifiziert.

Es ist bemerkenswert, dass im Gegensatz zu den hier präsentierten Ergebnissen Mapp und Kollegen in ihrer Arbeit keine signifikante Änderung der Expression von NK_2-Rezeptoren nachweisen konnten, obwohl die vorliegenden Ergebnisse eine Änderung der Expression der Tachykininrezeptoren zumindest in einigen der vier untersuchten Gruppen erwarten ließen. Mapp und Kollegen hatten Gewebeproben von Nichtrauchern, asymptomatischen Rauchern, Patienten mit chronischer Bronchitis mit einer normalen Lungenfunktion und Patienten mit chronischer Bronchitis mit einer chronischen Obstruktion untersucht [63].
Ein anderes Ergebnis präsentierten die Arbeiten von Bai und Kollegen. Die Wissenschaftler haben in Gewebeproben aus Lungen mit membranösen Anteilen bei Rauchern ohne Obstruktion eine zweifach erhöhte mRNA-Expression des NK_2-Rezeptors in Vergleich zu gesunden Kontrollen nachgewiesen [10]. Weitere Ergebnisse der Arbeitsgruppe deuten darauf hin, dass es bei Rauchern zu einer Upregulation der mRNA für den NK_2-Rezeptor im Vergleich zu Nichtrauchern kommt.

Interessanterweise haben Bai und Kollegen beim Vergleich der rauchenden Patienten ohne Obstruktion und der Raucher mit COPD eine Downregulation der mRNA für NK_1- und NK_2-Rezeptoren bei der COPD-Gruppe festgestellt, obwohl man bei den mehr geschädigten, chronisch entzündeten Atemwegen mit einer bestehenden Obstruktion eher eine Upregulation des Expressionslevels der Tachykininrezeptoren vermuten würde.

Die Resultate der Arbeit von Bai stehen somit im Widerspruch zu den hier präsentierten Ergebnissen der Downregulation des NK_2-Rezeptors bei Patienten mit COPD im Vergleich zu nichtrauchenden Kontrollen. In diesem Zusammenhang ist dennoch interessant, dass die Kombination aus bestehender Obstruktion und durch Zigarettenrauch verursachter Inflammation der Atemwege eine Downregulation der Tachykininrezeptoren im Vergleich zu rauchenden Patienten ohne Obstruktion zu Folge hat. Aufgrund dieser Ergebnissen könnte man postulieren, dass die Obstruktion und nicht die durch die chronische Exposition gegenüber Zigarettenrauch hervorgerufene Inflammation der Atemwege der ausschlaggebende Faktor für die Downregulation des NK_2-Rezeptors darstellt.

Wie bereits erwähnt, wurden viele pharmakologische Studien an Tiermodellen mit entzündlichen Atemwegen bzw. Asthma bronchiale durchgeführt; es wurde gezeigt, dass durch die Blockade der Tachykininrezeptoren mit Tachykininrezeptorantagonisten bestimmte durch Tachykinine vermittelte Effekte, wie z. B. Bronchokonstriktion, Mucusproduktion und Hyperreagibilität der Atemwege, aufgehoben werden. Hierbei handelte es sich aber um eine durch verschiedene Stimuli hervorgerufene Inflammation der Atemwege bzw. durch eine kurzzeitige Applikation eines bestimmten Agens hervorgerufene Obstruktion der Atemwege; dieser pathophysiologische Mechanismus ist eher bei Patienten mit Asthma zu finden.

Bei einer COPD entsteht die Inflammation bzw. die Obstruktion der Atemwege mitunter durch eine chronische Exposition gegenüber Zigarettenrauch; es ist also ein deutlich längerer Expositionszeitraum vorhanden.

Viele Effekte der Tachykinine wie z. B. die Bronchokonstriktion können aufgehoben werden, wenn sowohl die NK_1- als auch die NK_2-Rezeptoren mit Tachykininrezeptorantagonisten blockiert werden. Weiterhin ist bekannt, dass jedes der Tachykinine über mehrere Rezeptoren wirken kann; daher muss die Interaktion zwischen den einzelnen Rezeptoren mitberücksichtigt werden.

Ginge man jetzt von einer Upregulation der NK_1-Rezeptoren und einer Downregulation der NK_2-Rezeptoren aus, würden sich die Effekte der Tachykinine, die über beide Rezeptoren vermittelt werden, gegenseitig aufheben, und eine Veränderung des Expressionslevels hätte keine Folgen. Ginge man allerdings von einer gemeinsamen Downregulation der NK_1- und NK_2-Rezeptoren in den Atemwegen von COPD- Patienten mit einer ausgeprägten Obstruktion aus, wäre die Anwendung von Tachykininrezeptorantagonisten bei dieser Patientengruppe nicht die richtige Behandlung.

Bai und Kollegen haben gezeigt, dass sowohl der NK_1- als auch der NK_2-Rezeptor in der Lunge bei COPD-Patienten im Vergleich zu Rauchern ohne Obstruktion downreguliert werden. Daher könnte man postulieren, dass die Behandlung mit den geeigneten Tachykininrezeptorantagonisten schon im Frühstadium der Krankheit anfangen sollte, noch bevor sich eine nicht mehr reversible Obstruktion der Atemwege ausgebildet und eine Downregulation der Tachykininrezeptoren stattgefunden hat. Daraus resultierend könnte man die Downregulation der Tachykininrezeptoren als eine Art Anpassungsreaktion der Atemwege auf die chronische Exposition gegenüber Zigarettenrauch interpretieren.

Nach der bereits oben diskutierten Hypothese, bei der es bei Patienten mit COPD auf Grund der starken Gewebezerstörung zu einer Downregulation der Expression von Tachykininrezeptoren kommt, müsste man eine gleichmäßige Downregulation der Expression aller drei Tachykininrezeptoren erwarten, was bei den hier von uns vorgestellten Ergebnissen nicht der Fall ist. Vielmehr wurde entgegen der Erwartung keine signifikante Änderung der mRNA-Expression für den NK_1-Rezeptor zwischen den zwei untersuchten Gruppen festgestellt. Die gängige Hypothese, dass die Downregulation der Tachykininrezeptoren als Folge einer Gewebezerstörung in Frage kommt, kann das Expressionsverhalten der Tachykininrezeptoren nicht erklären.

In Anbetracht der wenigen durchgeführten Studien mit NK_2-Rezeptoren und somit einer eher spärlichen Datenlage lässt sich zum jetzigen Zeitpunkt über das Expressionsverhalten des NK_2-Rezeptors und über die Regulationsmechanismen keine eindeutige Aussage treffen. Es können nur Hypothesen aufgestellt werden, die es mit weiteren wissenschaftlichen Arbeiten zu belegen bzw. zu widerlegen, gilt.

4.3.3. Expression und Regulation des NK_3- Rezeptors

Die Existenz des Tachykininrezeptors NK_3 in den humanen Atemwegen war lange Zeit umstritten, da es mehreren Gruppen mit verschieden Techniken nicht gelungen war, diese zu beweisen [10,63].
In unserer Studie wurde im Gegensatz dazu mittels RT-PCR die Expression des NK_3-Rezeptors in Schleimhautbiopsien eindeutig nachgewiesen.
Nahezu zeitgleich zu der vorliegenden Arbeit wurde der Nachweis des NK_3-Rezeptors in humanen Atemwegen in einer breit angelegten Studie über die Expression von Tachykininrezeptoren von Pinto et al. erbracht, in der ebenfalls mittels RT-PCR die Expression von Tachykininrezeptoren und die für diesen Neurotransmitter kodierenden Gene TAC_1 und TAC_3 untersucht wurde [71]. Im Vergleich zu den Ergebnissen der vorliegenden Arbeit wies Pinto et al. die Expression des NK_3-Rezeptors nicht in Schleimhautbiopsien zentraler Atemwege, sondern in großen humanen Bronchien, Lungenvenen und Lungenarterien nach.

Da mittlerweile die Existenz des NK_3-Rezeptors sowohl in peripheren als auch in zentralen humanen Atemwegen unumschritten ist, stellt sich die Frage, inwieweit dieser Rezeptor bei der Ausbildung der neurogen vermittelten Inflammation bzw. der Überempfindlichkeit in den humanen Atemwegen beteiligt ist und welche der durch die Tachykinine vermittelten Effekte ihm zuzuordnen sind.

Mit dem oben genannten Ziel wurden in den letzten Jahren mehrere Studien mit pharmakologisch hergestellten Agonisten und Antagonisten für den NK_3-Rezeptor an Tiermodellen, vorwiegend Meerschweinchen, durchgeführt. Daoui und Kollegen demonstrierten, dass SR 142801, ein hochpotenter, selektiver NK_3-Rezeptorantagonist, Husten, bronchiale Hyperreagibilität und gesteigerte Plasmaextravasation als Antwort auf Histamingabe verhindern kann. Alle beschriebenen Effekte wurden bei den Meerschweinchen durch die Applikation von Zitronensäure hervorgerufen. In Kombination mit einem NK_2-Rezeptorantagonisten, dem SR 48968, konnte bei anästhesierten Tieren die durch die Applikation von Zitronensäure induzierte Bronchokonstriktion verhindert werden. Allein hatte der NK_3-Rezeptorantagonist SR 142801 jedoch keinen Effekt auf die Bronchokonstriktion [21]. Aufgrund dieser

Ergebnisse stellten die Forscher die Hypothese auf, dass der NK_3-Rezeptor an der Entstehung der bronchialen Hyperreagibilität beteiligt ist.

In einer weiteren Arbeit untermauerten Daoui und Kollegen ihre Hypothese, in dem sie durch die Applikation von NKB und von zwei NK_3-Rezeptoragonisten, (MePhe7) NKB und Senktide, eine bronchiale Hyperreagibilität in den Atemwegen der Meerschweinchen induzierten. Wie bereits in der letzten Studie wurde dieser Effekt durch SR 142801 sowie durch SR 48968 aufgehoben [22].

Interessanterweise hatten die oben verwendeten NK_3-Rezeptoragonisten trotz gleicher Konzentration, bei der eine bronchiale Hyperreagibilität hervorgerufen wurde, keinen Einfluss auf die Bronchokonstriktion. Daher könnte man annehmen, dass durch die Stimulation des NK_3-Rezeptors eine bronchiale Hyperreagibilität induziert wird und dass dieser Effekt unabhängig von der durch die Tachykinine vermittelten Bronchokonstriktion abläuft.

Ähnliche Ergebnisse demonstrierten Mukaiyama und Kollegen. Sie untersuchten den Einfluss des NK_3-Rezeptors an Meerschweinchen mit stark ausgeprägtem Asthma, das durch die mehrmalige Inhalation von Ovalbumin hervorgerufen wurde. Auf die intravenöse Gabe von Neurokinin B und von (3H)Senktide, einem NK_3-Rezeptoragonisten, folgte bei dem Tiermodell eine gesteigerte Hyperreaktivität der Atemwege, woraus man eine Zunahme der funktionellen NK_3-Rezeptoren postulieren könnte [64].

Zusammenfassend belegen die hier präsentierten Studien, dass der Tachykininrezeptor NK_3 bei Tieren durchaus eine Rolle bei der Entstehung von bronchialer Hyperreagibilität spielt. Weiterhin zeigt sich hier ein gewisses Zusammenspiel zwischen den NK_2- und NK_3-Rezeptoren. Es gibt Hinweise dafür, dass einige durch die Tachykinine vermittelten Effekte wie z. B. die Bronchokonstriktion sowohl über die NK_2- als auch über die NK_3-Rezeptoren vermittelt wird, da eine Blockade beider Rezeptoren notwendig ist, um den oben genannten Effekt zu unterbinden.

Allerdings gibt es zum jetzigen Zeitpunkt noch keine klinischen Studien, die sich mit dem NK_3-Rezeptor und dessen Agonisten und Antagonisten beschäftigen. Von den Ergebnissen der Experimente bezüglich Asthma im Tiermodell lässt sich ein zunehmender Einfluss von Neurokinin B und dessen NK_3-Rezeptor bei der Entstehung von entzündlichen Atemwegserkrankungen ersehen, jedoch bedarf es weiterer klinischer Studien, um die oben genannte Hypothese belegen zu können.

In der hier präsentierten Arbeit wurde eine signifikante Downregulation sowohl des NK_2- als auch des NK_3-Rezeptors ($p < 0{,}05$) bei COPD-Patienten im Vergleich zu Kontrollpatienten festgestellt, jedoch kein Unterschied des Expressionslevels des NK_1-Rezeptors. Wenn bestimmte durch Tachykinine vermittelte Effekte in den inflammatorischen Atemwegen gemeinsam über den NK_2- und NK_3-Rezeptor vermittelt werden, könnte die gemeinsame Downregulation dieser beiden Rezeptoren eine Art Schutzreaktion des Körpers vor der überschüssigen Wirkung der Tachykinine in der Lunge bedeuten und sie könnte der in einigen Studien nachgewiesenen Upregulation des NK_1-Rezeptors in chronisch entzündlichen Atemwegen entgegen wirken. Dies könnte eine mögliche Erklärung für die unterschiedliche Regulation der drei Tachykininrezeptoren sein: der NK_2-Rezeptor zusammen mit dem NK_3-Rezeptor als Gegenspieler zu dem NK_1-Rezeptor.

Die beschriebenen Arbeiten haben die Expression des NK_3-Rezeptors an mehreren Stellen in den humanen Atemwegen demonstriert; die pharmakologischen Arbeiten an Tiermodellen mit inflammatorischen Atemwegen zeigen, dass über den NK_3-Rezeptor viele Effekte vermittelt werden, die bei der Entstehung von chronisch entzündlichen Erkrankungen der Atemwege von großer Bedeutung sind.

Aufgrund der spärlichen Datenlage ist es derzeit noch nicht möglich, genauere Aussagen über die Regulation des NK_3-Rezeptors zu machen. Weitere ausführliche Studien sind daher notwendig, um den postulierten protektiven Effekt des NK_3-Rezeptors in den Atemwegen bei Patienten mit COPD zu untermauern.

4.4. Chronisch entzündliche Erkrankungen in anderen Organsystemen

Tachykininrezeptoren wurden neben der Lunge auch in anderen humanen Organen – wie Gehirn, Leber, Niere, Testis, Milz und Gastrointestinaltrakt - nachgewiesen [71]. Betrachtet man die Neuropeptide als Mitverursacher bei der Entstehung von chronisch entzündlichen Erkrankungsprozessen, ist es interessant, sich die Expression der Tachykininrezeptoren im Rahmen von chronisch entzündlichen Erkrankungen auch in anderen Organsystemen anzusehen. Ein relativ gut untersuchtes und durch zahlreiche Studien belegtes Organsystem ist der Gastrointestinaltrakt. In den letzten Jahren sind zahlreiche Studien mit Morbus Crohn - und Colitis ulcerosa - Patienten durchgeführt worden, bei denen die Expression der Tachykininrezeptoren untersucht wurde.

Von Renzi und Kollegen wurde mit Hilfe von in situ - Hybridisierung und Immunhistochemie der NK_1-Rezeptor in verschiedenen Darmstrukturen, u. a. auch in den Epithelzellen der Darmschleimhaut nachgewiesen; im Gegensatz dazu konnte in diesen Zellen der NK_2-Rezeptor nicht detektiert werden. Weiterhin wurde bei Patienten mit chronisch entzündlicher Darmerkrankung eine signifikante Upregulation des NK_1-Rezeptors und in geringerem Maße eine Upregulation des NK_2-Rezeptors im Vergleich zu gesunden Kontrollen festgestellt. Renzi und Kollegen untersuchten Gewebeproben, die bei chirurgischer Resektion von Patienten mit einer chronisch entzündlichen Erkrankung gewonnen wurden [73].

In einer anderen Studie benutzen Goode und Kollegen bei Gastroskopien gewonnene Schleimhautbiopsien, um die Expression des NK_1-Rezeptors bei Patienten mit einer chronisch entzündlichen Darmerkrankung und gesunden Kontrollen zu vergleichen. Bei Patienten mit Morbus Crohn wurde eine deutliche Hochregulierung des NK_1-Rezeptors festgestellt; demgegenüber wurde nur eine geringe, nicht signifikante Änderung des Expressionslevels des NK_1-Rezeptors bei Patienten mit Colitis ulcerosa im Vergleich zu gesunden Kontrollen beobachtet [34].

In der gleichen Studie wiesen die Autoren mittels Immunhistochemie in Gewebeproben, die bei einer Resektion gewonnen wurden, eine erhöhte Anzahl der NK_1-Rezeptoren im Epithel und im Plexus myentericus bei Patienten mit Morbus Crohn im Vergleich zu Patienten mit Colitis ulcerosa nach. Die fehlende Expression des NK_1-Rezeptors im Plexus myentericus bei Patienten mit Colitis ulcerosa interpretierten die Autoren als eine adäquate Antwort auf den erhöhten Level an Substanz P, der in dieser Patientengruppe zu finden ist. Weiterhin postulierten die Verfasser, dass die Epithelzellen ihre Empfindlichkeit gegenüber Substanz P durch die fehlende Expression des NK_1-Rezeptors reduzieren könnten.

Die letztere Studie lässt sich aufgrund des ähnlichen Studiendesigns mit der hier präsentierten Arbeit vergleichen. Bei beiden Studien wurden kleinste Gewebeproben - Schleimhautbiopsien - gewonnen und untersucht. Mit Hilfe von zwei unterschiedlichen Verfahren wurde eine quantitative Analyse des Expressionslevels des NK_1-Rezeptors durchgeführt. Als Vergleichsgruppe wurden in beiden Studien nicht betroffene Patienten ausgewählt.

Die bei der Studie mit Colitis-Patienten beschriebene Hypothese wurde bereits ansatzweise in den Atemwegen angewandt. Sowohl bei Patienten mit COPD bzw. Asthma als auch bei Patienten mit Colitis ulcerosa wurden erhöhte Level an Substanz P festgestellt, die daraus resultierende Downregulation der Tachykininrezeptoren würde sowohl in den Atemwegen als auch im Gastrointestinaltrakt einen Schutz vor den durch die Tachykinine vermittelten überschüssigen Effekten darstellen.

Die unterschiedlichen Ergebnisse der oben präsentierten Studien belegen, dass auch im Gastrointestinaltrakt die Expression und Regulation der Tachykininrezeptoren kein einheitliches Bild zeigt. Obwohl es sich sowohl bei Morbus Crohn und Colitis ulcerosa als auch der COPD um chronisch entzündliche Erkrankungen handelt, scheint jede dieser Erkrankungen ein eigenes Expressionsprofil der Tachykininrezeptoren zu haben. Die Hypothese, dass es in inflammatorischem Gewebe in verschiedenen Organsystemen bei chronischen Krankheiten zu einer Upregulation der Tachykininrezeptoren kommt, kann durch die oben genannten Arbeiten nicht gänzlich unterlegt werden. Vielmehr gilt es in weiteren Studien im Einklang mit den Ergebnissen der bisher durchgeführten Studien bei chronisch entzündlichen Atemwegserkrankungen die protektive Rolle der festgestellten Downregulation der Tachykininrezeptoren und die Interaktion der Tachykininrezeptoren bei Patienten mit chronisch entzündlichen Darmerkrankungen zu untersuchen.

5 Zusammenfassung

Die chronisch obstruktive Erkrankung der Atemwege (COPD) führt zu einer progredienten obstruktiven Atemwegseinschränkung, die nicht reversibel ist. Als bedeutendster Risikofaktor für die Entstehung einer COPD gilt das Zigarettenrauchen. Obwohl die COPD in der Todesursachenstatistik momentan an der vierten Stelle steht, ist bisher noch zuwenig darüber bekannt, durch welche pathophysiologischen Prozesse die chronische Entzündung in den humanen Atemwegen verursacht wird. Zurzeit gibt es keine Medikamente, die die Progression der Lungenfunktionsbeeinträchtigung beeinflussen können. Die zur Verfügung stehende pharmakologische Therapie ist nur symptomatisch.

In den letzten Jahren sind in zahlreichen Studien zunehmend biologisch aktive Neuropeptide - die Tachykinine - in Zusammenhang mit den chronisch entzündlichen Prozessen in den humanen Atemwegen gebracht worden. In den humanen Atemwegen kommen die Tachykinine Substanz P, Neurokinin A und Neurokinin B in sensorischen Nerven und in verschiedenen Immunzellen vor. Nach längerfristiger Exposition gegenüber Zigarettenrauch werden Tachykinine aus den terminalen Nervenendigungen in den Atemwegen freigesetzt. Tachykinine vermitteln ihre Wirkung über eigene Rezeptoren, die Tachykininrezeptoren. Über die Tachykinine werden eine Reihe biologischer Effekte, wie Kontraktion der glatten Muskulatur, Vasodilatation, Erhöhung der Gefäßpermeabilität der postkapilären Venolen mit Ödementstehung und Stimulation der Drüsen mit erhöhter Schleimsekretion, vermittelt. Diese Prozesse könnten einen Teil der pathophysiologischen Veränderungen bei Krankheiten wie der COPD erklären.

Das Ziel der vorliegenden Arbeit bestand darin, zu klären, ob eine durch langjährige Exposition gegenüber Zigarettenrauch hervorgerufene Entzündung in den humanen Atemwegen mit gleichzeitig vorhandener Obstruktion zu einer Veränderung der Expression einer der drei Tachykininrezeptoren führt. Es wurden im Rahmen einer Bronchoskopie gewonnene Schleimhautbiopsien von 29 Patienten mit COPD und als Referenzgruppe Biopsien von 18 Nie-Rauchern mit normaler Lungenfunktion untersucht. In den Gewebeproben beider Patientengruppen wurde mittels PCR eine quantitative Expressionsanalyse des NK_1-, des NK_2- und des NK_3-Rezeptors durchgeführt. Bei Patienten mit COPD wurde im Vergleich zu der Kontrollgruppe eine signifikante Downregulation sowohl des NK_2-Rezeptors ($p < 0,05$) als auch des NK_3-Rezeptors ($p < 0,05$) nachgewiesen. Im Gegensatz dazu unterschied sich der Expressionslevel des NK_1-Rezeptors in beiden Gruppen nicht.

Die hier vorgestellten Ergebnisse zeigen, dass die durch die Exposition gegenüber Zigarettenrauch hervorgerufene chronische Entzündung in den Atemwegen von COPD-Patienten mit einer Veränderung des Expressionslevels von Tachykininrezeptoren einhergeht. Die gemeinsame Downregulation des NK_2- und des NK_3-Rezeptors kann als eine Art Schutzreaktion vor den überschüssigen Wirkungen der Tachykinine in der Lunge interpretiert werden. Sie könnte auch beim Einsatz von Tachykininrezeptorantagonisten, einer neuen Medikamentenklasse zur Behandlung der COPD, eine entscheidende Rolle spielen, weil diese Medikamente ihren Angriffsort direkt an den Tachykininrezeptoren haben. Eine Modulation dieser Rezeptoren im Sinne einer Downregulation könnte sich auf die über die Tachykinine vermittelten Effekte und deren Folgen auswirken und somit einen protektiven Effekt bei der COPD haben.

6 Literatur

1. AWMF-Leitlinien-Register, Leitlinien der Deutschen Gesellschaft für Pneumonologie und Beatmungsmedizin und der Deutschen Atemwegsliga, Nr. 020/006, Entwicklungsstufe 2, gültig bis 10/2010.
2. AWMF-Leitlinien-Register, Leitlinien der Deutschen Gesellschaft für Pneumonologie und Beatmungsmedizin und der Deutschen Atemwegsliga, Nr. 020/006, Leitsätze zur Langzeitbehandlung der COPD (Evidenzgrad A), Entwicklungsstufe 2, gültig bis 10/2010.
3. Adcock IM, Peters M, Gelder C, Shirasaki H, Brown CR, Barnes PJ. Increased tachykinin receptor gene expression in asthmatic lung and its modulation by steroids. J Mol Endocrinol 1993; 11:1-7.
4. Adventier C, Naline E, Drapeau G, Regoli D. Relative potencies of neurokinins in guinea-pig trachea and human bronchus. Eur J Pharmacol 1987;139:133-137.
5. Adventier C, Naline E, Tolty L, et al. Effects on the isolated human bronchus of SR 48968, a potent and selective nonpeptide antagonist of neurokinin A (NK2) receptors. Am Rev Respir Dis 1992; 146:1177-1181.
6. Adventier C, Lagente V, Boichot E. The role of tachykinin receptor antagonists in the prevention of bronchial hyperresponsiveness, airway inflammation and cough. Eur Respir 1997; 10:1892-1906.
7. Amadesi S, Moreau J, Tognetto M, et al. NK1 receptor stimulation causes contaction and inositol phosphate increase in medium-size human isolated bronchi. Am. J. Respir. Crit Care Med 2001; 163:1206-1211.
8. Anthonisen NR, Skeans MA, Wise RA, et al. The effects of a smoking cessation intervention on 14.5-year mortality: a randomized clinical trial. Ann Intern Med 2005; 142 (4):233-239.
9. Baenkler H.-W., et al. Innere Medizin Duale Reihe Hippokrates-Thieme Verlag Stuttgart 1999.
10. Bai TR, Zhou D, Weir T, et. al. Substance P (NK1) and neurokinin A (NK2) receptor gene expression in inflammatory diseases. Am J Physiol 1995; 269:L309-L317.

11. Barnes PJ, Baraniuk JN, Belvisi MG. Neuropeptides in the respiratory tract. Part I. Am Rev Respir Dis 1991; 144:1187-98.
12. Barnes PJ, Baraniuk JN, Belvisi MG. Neuropeptides in the respiratory tract. Part II. Am Rev Respir Dis 1991; 144:1391-99.
13. Barnes PJ. Chronic obstructive pulmonary disease. N Engl J Med 2000; 343: 269–280.
14. Baluk P, McDonald DM. Proinflammatory peptides in sensory nerves of the airways, In: Said SI ed. Proinflammatory and anti-inflammatory peptides. New York: Dekker, 1998:45-68.
15. Bowden JJ, Gibbins IL. Relative density of substance P-immunoreactive (SP-IR) nerve fibers in the tracheal epithelium of range of species. FASEB J 1992; 6: A1276.
16. Calverley PMA, Walker P. Chronic obstructive pulmonary disease. Lancet 2003 Sep 27; 362(9389):1053-61.
17. Cheung D, Van Der Veen H, Den Hartigh J, Dijkman JH, Sterk PJ. Effects of inhaled substance P on airway responsiveness to metacholine in asthmatic subjects in vivo. J Appl Physiol 1994; 77:1325-32.
18. Cook GA, Elliott D, Metwali A, et al. Molecular evidence that granuloma T lymphocytes in murine schistosomiasis mansoni express an authentic substance P (NK-1) receptor J Immunol 1994; 152:1830-1835.
19. Crimi N, Palermo F, Oliveri R, et. al. Effect of nedocromil on bronchospasm induced by inhalation of substance P in asthmatic subjects. Clin Allergy 1998; 18:375-82.
20. Daoui S, Cui Y-Y, Lagente V, Edmonds-Alt X, Adventier C. A tachykinin NK3 receptor antagonist, SR 142801 (osanetant) prevents substance P-induced bronchial hyperreactivity in guinea-pigs. Pulm Pharmacol Ther 1997; 10:261-70.
21. Daoui S, Cognon C, Naline E, Emonds-Alt X, Adventier C. Involvement of NK3 tachykinin receptor in citric acid-induced cough and bronchial responses in quinea pigs. Am J Respir Crit Care Med 1998; 158:42-48.
22. Daoui S, Naline E, Lagente V, Edmonds-Alt X, Adventier C. Neurokinin B and specific tachykinin NK3 receptor agonists induced airway hyperresponsiveness in the quinea-pig., Brit J Pharmacol 2000; 130:49-56.
23. Donelly LE, Rogers DF. Therapy for chronic obstructive pulmonary disease in the 21st century. Drugs 2003; 63(19):1973-98.

24. Donaldson GC, Seemungal TAR, Bhowmik A, et al. Relationship between exacerbation frequency and lung function decline in chronic obstructive pulmonary disease. Thorax 2002; 57:847-852.
25. Dougherty JA, Didur BL, Aboussouan LS. Long-acting inhaled beta(2)-agonist for stable COPD. Ann Pharmacother 2003; 37(9):1247-55.
26. Dusser DJ, Djokic TD, Borson DB, Nadel JA. Cigarette smoke induces bronchoconstrictor hyperresponsivness to substance P and inactivates airway neutral endopeptidase. J Clin Invest 1989; 84:900-906.
27. Dveksler GS, Basile AA; Dieffenbach CW. Analysis of gene expression: use of oligonucleotide primers for glyceraldehyde-3-phosphate dehydrogenase. PCR Methods Appl 1992; 1(4):283-85.
28. Ellis JL, Undem BJ. Pharmacology of non-adrenergic, non-cholinergic nerves in airway smooth muscle. Pulm Pharmacol 1994; 7:205-23.
29. Fahy JV, Wong HH, Geppetti P, et al. Effects of an NK1 receptor antagonist (CP-99,994) on hypertonic saline-induced bronchoconstriction and cough in male asthmatic subjects. Am J Respir Crit Care Med 1995; 152:879-884.
30. Fischer A, McGregor GP, Saria A, Philippin B, Kummer W. Induction of tachykinin gene and peptide expression in guinea pigs nodose primary afferent neurons by allergic airway inflammation J Clin Invest 1996; 98:2284-2291.
31. Frosssard N, Barnes PJ. Effects of tachykinins in small human airways. Neuropeptides 1991; 19:157-161.
32. Germonpré PR, Joos GF, Bullock GR, Pauwels RA. Expression of substance P and its receptor by human sputum macrophages. Am J Respir Crit Care Med 1997; 155:A821.
33. Global Initiative for Chronic Obstructive Lung Disease (GOLD). Global strategy for the diagnosis, management, and prevention of chronic obstructive pulmonary disease. Updated 2005.
34. Goode T, O´Connell J, Anton P, et al. Neurokinin-1 receptor expression in inflammatory bowel disease: molecular quantitation and localisation. Gut 2000; 47: 387-396.
35. Hurst R, Donaldson GC, Wilkinson TMA, et al. Epidemiological relationships between the common cold and exacerbation frequency in COPD. Eur Respir J 2005; 26:846-852.

36. Ichinose M, Miura M, Yamauchi H, et al. A neurokinin 1-receptor antagonist improves exercise-induced airway narrowing in asthmatic patients. Am J Respir Crit Care Med 1996; 153:936-941.
37. Johnson AR, Asthon J, Schls WW, Erdos EG. Neural endopeptidase in human lung tissue and cultured cells. Am Rev Resp Dis 1985; 132: 564-568.
38. Joos GF, Pauwels R, Van Der Straeten M. The effect of inhaled substance P and neurokinin A on the airways of normal and asthmatic subjects. Thorax 1987; 42:779-783.
39. Joos GF. The role of sensory neuropeptides in the pathogenesis of asthma. Clin Exp Allergy 1989; 19(1):9-13.
40. Joos GF, Germonpré PR, Kips JC, Peleman RA, Pauwels RA. Sensory neuropeptides and the human lower airways: present state and future directions. Eur Respir J 1994; 7:1161-71.
41. Joos GF, Van Schoor J, Kips JC, Pauwels RA. The effect of inhaled FK224, a tachykinin NK-1 and NK-2 receptor antagonist on neurokinin A-induced bronchoconstriction in asthmatics. Am J Resp Crit Care Med 1996; 153:1781-1784.
42. Joos GF, Germonpré PR, Pauwels RA. Role of tachykinis in asthma. Allergy 2000; 55:321-337.
43. Joos GF, Pauwels RA. Pro-inflammatory effects of substance P: new perspectives for the treatment of airway diseases? Trends Pharmacol Sci 2000; 21:131-133.
44. Joos GF, Shelfhout V, Van de Velde V, Pauwels RA. The effect of the tachykinin NK2 receptor antagonist MEN11420 (nepadutant) on neurokinin A-induced bronchoconstriction in patients with asthma. Am J Respir. Crit Care Med 2001; 163:A628.
45. Joos GF, Vincken W, Louis RE, et al. Dual NK1/NK2 tachykinin receptor antagonist DNK333 inhibits neurokin A-induced bronchoconstriction in asthma patients. Eur Respir J 2004; 23:76-81.
46. Kim JS, McKinnis VS, Adams K, White SR. Proliferation and repair of guinea pig tracheal epithelium after neuropeptide depletion and injury in vivo. Am J Physiol. 1996; 273:L1235-41.
47. Klaus A, Werner GD und Mitarbeiter. TIM, Thiemes Innere Medizin, Thieme Verlag Stuttgart 1999.

48. Konietzko N, Fabel H. Weißbuch Lunge 2000. Stuttgart-New York: Thieme.
49. Kraan J, Vink-Klooster H, Potsma DS. The NK2-receptor antagonist SR 48968C does not improve adenosine hyperresponsiveness and airway obstruction in allergic asthma. Clin Exp Allergy 2001; 31:274-278.
50. Kwong K, Wu Z-X, Kashon ML, Krajnak KM, Wise PM, Lee L-Y. Chronic smoking enhances tachykinin synthesis and airway responsiveness in quinea pigs. Am J Respir Cell Mol Biol 2001; 25(3):299-305.
51. Lopez AD, Murray CJL. The global burden of disease, 1990-2020. Nature Med 1998; 4:1241-1243.
52. Lorenz J. Checkliste Pneumonologie ,Thieme Verlag, 2. Auflage, 2004.
53. Lucchini RE, Facchini F, Turato G, et al. Increased VIP-positive nerve fibres in the mucous glands of subjects with chronic bronchitis. Am J Respir Crit Care Med 1997; 156:1963-1968.
54. Lundberg JM, Hökfeldt T, Martling C-R, Saria A, Cuello C. Substance P-immunoreactive sensory nerves in the lower respiratory tract of various mammals incuding man. Cell Tissue Res 1984; 235:251-261.
55. Lundberg JM, Saria A. Polypeptide-containing neurons in airway smooth muscle. Annu Rev Physiol 1987; 49:557-572.
56. Lundberg JM, Saria A. Capsaicin-induced desensitization of airway mucosa to cigarette smoke, mechanical and chemical irritants. Nature 1983; 302:215-253.
57. Lundberg JM. Pharmacology of cotransmission in the autonomic nervous system: integrative aspects on amines, neuropeptides, adenosine triphosphate, amino acids and nitric oxide. Pharmacol Rev 1996; 48:113-178.
58. Lunde H, Hedner J, Svedmyr N. Lack of efficacy of 4 weeks treatment with the neurokinin receptor antagonist FK 224 in mild to moderate asthma. Eur Respir J 1994; 7(18):151s.
59. Luts A, Uddman R, Alm P, Basterna J, Sundler F. Peptide-containing nerve fibers in human airways: distribution and coexistence pattern. Int Arch Allergy Appl Immunol 1993; 101:52-60.
60. Maggi CA, Patacchini R, Rovero P, Giachetti A. Tachykinin receptors and tachykinin receptor antagonists. J Auton Pharmacol 1993; 13:23-93.
61. Maggi CA, Giachetti A, Dey RD, Said SI. Neuropeptides as regulators of airway function:vasoactive intestinal peptide and the tachykinins. Physiol Rev 1995; 75:277-322.

62. Maggi CA. The effects of tachykinins on inflammatory and immune cells. Regul Pept 1997; 70:75-90.
63. Mapp CE, Miotto D, Braccioni F et al. The distribution of neurokinin-1 and neurokinin-2 receptors in human central airways. Am J Respir Crit Care Med 2000; 161:207-215.
64. Mukaiyama O, Morimoto K, Nosaka E, Takahashi S ,Yamashita M. Involvement of enhanced neurokinin NK3 receptor expression in the severe asthma quinea pig model. Eur J Pharmacol 2004; 13:287-94.
65. Murray CJL, Lopez AD. The global burden of disease: A comprehensive assessment of mortality and disability from diseases. Injuries and risk factors in 1990 and projected to 2020. Cambridge: Harvard University Press, 1996.
66. Mussap CJ, Geraghty DP, Burcher E. Tachykinin receptors: A radioligand binding perspective. J Neurochem 1993; 60:1987-2009.
67. Nakanishi S. Mammalian tachykinin receptors. Ann Rev Neurosci 1991;14:123-136.
68. Naline E, Devillier P, Drapeau G, et al. Characterization of neurokinin effects and receptors in human isolated bronchi. Am Rev Resp Dis 1989; 140:679-86.
69. Patacchini R, Lecci A, Holzer P, Maggi CA. Newly discovered tachykinins raise new questions about their peripheral roles and the tachykinin nomenclature. Trends Pharmacol Sci 2004; 25:1-3.
70. Pauwels RA, Buist AS, Calverley PMA, et al. Global strategy for the diagnosis, management, and prevention of chronic obstructive pulmonary disease. Am J Respir Crit Care Med 2001; 163:1256-1276.
71. Pinto FM, Almeida TA, Hernandes M, Devillier P, Advenier C, Candenas ML. mRNA expression of tachykinins and tachykinin receptors in different human tissues. Eur J Pharmacol 2004; 494:233-239.
72. Regoli D, Bourdon A, Fauchère J-L. Receptors and antagonists for substance P and related peptides. Pharmacol Rev 1994; 46:551-99.
73. Renzi D, Pellegrini B, Tonelli F, Surrenti C, Calabro A. Substance P (neurokinin-1) and neurokinin A (neurokinin-2) receptor gene and protein expression in the healthy and inflamed human intestine. Am J Pathol 2000; 157:1511-1522.
74. Reynolds PN, Scicchitano, Holmes MD. Pre-protachykinin-A mRNA is increased in the airway epithelium of smokers with chronic bronchitis. Respirology 2001; 6(3) 187.

75. Saetta M, Turato G, Maestrelli P, Mapp CE, Fabbri LM. Cellular and structural bases of chronic obstructive pulmonary disease. Am J Respir Crit Care Med 2001; 163:1304-13.
76. Sheldrick RLG, Rabe KF, Fischer A, Magnussen H, Coleman RA. Further evidence that tachykinin-induced contraction of human isolated bronchus is mediated only by NK2 receptors. Neuropeptides 1995; 29:281-82.
77. Skigel RA. Bradykinin-degrading enzymes: structure, function, distribution and potential roles in cardiovascular pharmacology. J Cardiovasc Pharmacol 1992; 20:4-9.
78. Tomaki M, Ichinose M, Miura M, et al. Elevated substance P content in induced sputum from patients with asthma and patients with chronic bronchitis. Am J Respir Crit Care Med 1995; 151:613-617.
79. Turner AJ. Endopeptidase-24.11. In: Turner AJ, ed Neuropeptides and their Peptidase. Chichester, UK, Ellis Horwood Ltd.,1987:315-333.
80. Van Schoor J, Joos GF, Chasson BL, Brouard RJ, Pauwels RA. The effect of the Nk2 receptor antagonist SR 48968 (saredutant) on neurokinin A-induced bronchoconstriction in asthmatics. Eur Respir J 1998; 12:17-23.
81. Yu XY,Undem BJ, Spannhake EW. Protective effects of substance P on permeability of airway epithelial cells in culture. Am J Physiol 1996; 271: 889-95.

Abkürzungsverzeichnis

ACE	Angiotensin Converting Enzyme
AZ	Algemeinzustand
BC	Bronchialkarzinom
BM	Basalmembran
bp	Basenpaar
CA	Karzinom
cANCA	anti- neutrophile cytoplasmatische Antikörper, (cytoplasmatischer Typ)
cDNA	komplementäre DNA
CT- Wert	Anzahl der Zyklen
COPD	chronisch obstruktive Lungenerkrankung
D	Drüsen
DNA	Desoxyribonucleinacid
FEV_1	forcierte expiratorische Einsekundenkapazität
HE	Hämatoxylin-Eosin
NEP	neurale Endopeptidase
NKA	Neurokinin A
NKB	Neurokinin B
NK_1-R	Neurokinin 1- Rezeptor, Tachykinin 1- Rezeptor
NK_2-R	Neurokinin 2 -Rezeptor, Tachykinin 2- Rezeptor
NK_3-R	Neurokinin 3 -Rezeptor, Tachykinin 3- Rezeptor
OL	Oberlappen
OP	Operation
PPT-I	Pre-Protachykinin I
PPT-A	Pre-Protachykinin A
PPT-II	Pre-Protachykinin II
RE	Respiratorisches Epithel
RNA	Ribonucleinacid
mRNA	messenger- RNA, Boten- RNA
RT-PCR	Real-time-PCR
UL	Unterlappen
SP	Substanz P
s. o.	siehe oben
s. u.	siehe unten
V. a.	Verdacht auf
VC	Vitalkapazität
z. B.	zum Beispiel
Z. n.	Zustand nach

Zum Abschluss meiner Arbeit möchte ich mich ganz besonders bei meinem Doktorvater Professor Dr. med. Axel Fischer und meinem Betreuer Dr. med. Christian Peiser für das Ermöglichen dieser wissenschaftlichen Arbeit bedanken. Sie haben mir geholfen, diese Arbeit mit ihren Ideen und ihrer Erfahrung sowie ihrer Geduld zu einem erfolgreichen Ende zu bringen.

Ein ganz großer Dank geht auch an Frau Rita Strotzynski für die exzellente und unermüdliche Einweisung in die Labormethoden. Sie war immer mit guter Laune bereit, meine Fragen zu beantworten und mir zu helfen.

An dieser Stelle möchte ich mich auch ganz herzlich bei dem damaligen Oberarzt der Fachlungenklinik Heckeshorn der Freien Universität Berlin, Dr. med. Nicolas Schönfeld bedanken. Er hat sich für die Studie besonders eingesetzt, so dass die Gewinnung des Untersuchungsmaterials in einer absehbaren Zeit erfolgen konnte.

Und nicht zuletzt möchte ich meiner Familie, meinem Mann Frank und meinem Sohn Paul danken, für ihre Unterstützung und ihre Geduld während des Schreibens dieser Arbeit.

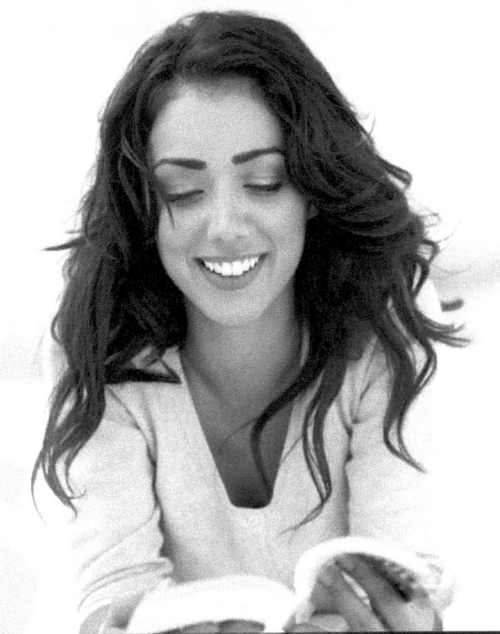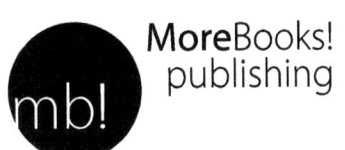

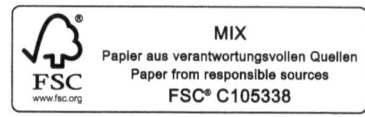

Printed by Books on Demand GmbH, Norderstedt / Germany